BIBBIA DELLO YOGA SULLA SEDIA

per

ANZIANI OVER 70

Esercizi Rapidi E Semplici A Basso Impatto Per Perdere Peso, Costruire Equilibrio E Aumentare La Fiducia

DR. FRANK ELTON

Sommario

CIRCA L'AUTORE

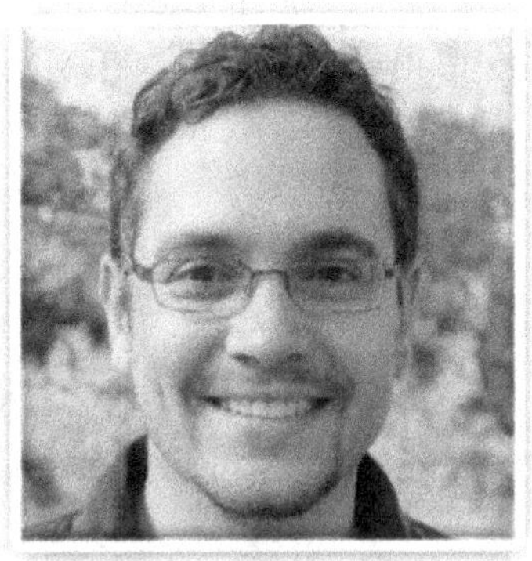

Il Dr. Frank Elton è un rinomato specialista di salute e benessere con oltre 10 anni di esperienza nella terapia fisica e nella nutrizione. Ha conseguito un dottorato di ricerca in terapia fisica e un master in nutrizione presso l'Università della California del Sud (Los Angeles), nota per il suo curriculum in scienze della salute.

Il Dr. Elton ha iniziato la sua carriera nella pratica clinica, dove ha creato programmi personalizzati di esercizi e riabilitazione per gli anziani che desiderano migliorare la propria mobilità e il benessere generale. Il suo approccio empatico e la dedizione alle procedure basate sull'evidenza lo hanno reso una fonte affidabile di informazioni sulla salute e il benessere degli anziani.

Oltre al suo lavoro con gli anziani, il Dr. Elton si impegna a rendere l'esercizio fisico accessibile ai principianti e alle persone di tutti i livelli di forma fisica. Ha scritto numerosi libri e articoli molto apprezzati sull'esercizio fisico, sulla nutrizione e sul benessere olistico degli anziani, fornendo idee pratiche e soluzioni per migliorare la salute generale.

Il Dr. Elton, noto oratore ed educatore, ha tenuto presentazioni in numerose conferenze e seminari sulla salute in tutto il mondo. È noto per la sua capacità di motivare e insegnare al pubblico i benefici dell'attività fisica e di una vita sana per tutta la vita.

Oltre ai suoi impegni professionali, al Dr. Elton piace fare escursioni all'aria aperta, praticare yoga e trascorrere del tempo con la sua famiglia. Il suo entusiasmo nel promuovere la salute e la vitalità continua ad alimentare il suo obiettivo di aiutare gli altri a vivere una vita migliore e più soddisfacente.

DISCLAIMER

In qualità di autore esperto e praticante di Chair Yoga, ho creato gli esercizi e le linee guida in questo libro per offrire consigli sicuri ed efficaci agli anziani di età superiore ai 70 anni. Tuttavia, è fondamentale riconoscere che i problemi di salute e le capacità fisiche individuali differiscono.

Il materiale contenuto in questo libro è inteso esclusivamente per ragioni educative e informative e non deve essere utilizzato per sostituire la consulenza, la diagnosi o il trattamento medico professionale. Prima di iniziare qualsiasi nuovo programma di fitness, soprattutto se hai problemi di salute preesistenti o non fai attività fisica da un po', ti consiglio vivamente di parlare con il tuo medico.

Anche se ho fatto ogni sforzo per garantire che gli esercizi fossero sicuri e appropriati per gli anziani, la partecipazione a qualsiasi programma di fitness comporta rischi intrinseci. Seguendo gli esercizi e le idee contenuti in questo libro, accetti di assumerti la completa responsabilità per la tua salute e il tuo benessere.

La vostra sicurezza e salute sono le mie preoccupazioni principali. Se riscontri dolore, disagio o altri problemi di salute durante l'esecuzione degli esercizi, interrompi immediatamente e cerca l'assistenza di un esperto.

Grazie per esserti unito a me in questa avventura dello yoga sulla sedia. Spero che le pratiche migliorino e portino beneficio alla tua salute e al tuo benessere.

INTRODUZIONE

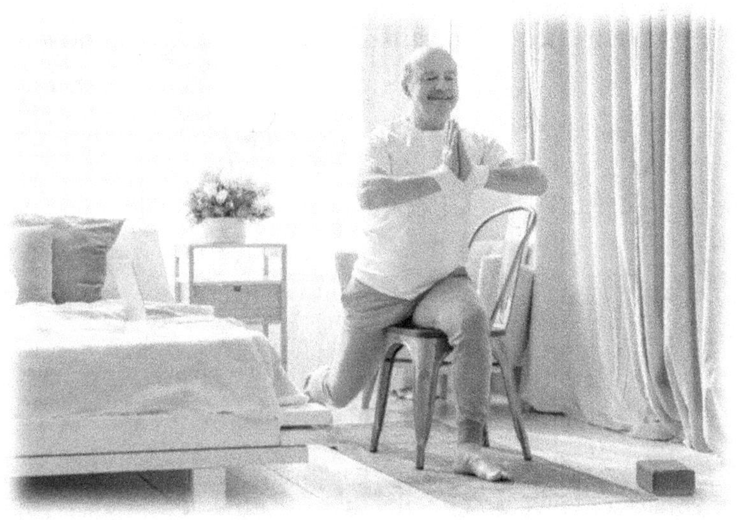

Ogni fase della vita presenta la sua combinazione unica di difficoltà e piaceri. Mantenere la salute e il vigore durante gli anni della vecchiaia è sia un compito che una ricompensa, con il potenziale di migliorare notevolmente la qualità della vita. Ciò è particolarmente vero in termini di gestione del peso e attività fisica. I tipi tradizionali di esercizio fisico possono diventare difficili o impossibili con l'avanzare dell'età a causa di limitazioni di mobilità, disturbi articolari o altri problemi di salute. Tuttavia, rimanere attivi è essenziale per una buona salute, la gestione del peso e il benessere generale. È qui che entra in gioco lo yoga sulla sedia, un esercizio delicato ma potente.

Lo yoga sulla sedia è una modifica delle pratiche yoga convenzionali che è destinata a essere accessibile a chiunque, indipendentemente dall'età o dalle condizioni fisiche. Permette agli anziani di ricevere i benefici dello yoga senza doversi sdraiare sul pavimento o fare posizioni difficili. Lo yoga sulla sedia, che utilizza una sedia come supporto, offre una tecnica sicura e adattiva per allungare, rafforzare e rilassare il corpo. Questo esercizio non solo apporta benefici alla salute fisica, ma promuove anche la chiarezza cerebrale, la stabilità emotiva e il benessere generale.

In qualità di ricercatore e specialista del benessere con una vasta conoscenza dei metodi di salute olistica, ho assistito personalmente al potenziale di trasformazione dello yoga sulla sedia. In questo capolavoro, esaminiamo come questa tecnica delicata possa diventare parte della tua routine quotidiana, permettendoti di ridurre il peso, aumentare la mobilità e migliorare il tuo benessere generale. Questo libro è destinato esclusivamente agli anziani di età superiore ai 70 anni che desiderano un approccio sicuro, pratico e divertente per mantenersi attivi e in salute.

Il controllo del peso è uno degli obiettivi chiave del libro. Lo yoga sulla sedia è un approccio moderato ma efficace per bruciare calorie, aumentare il metabolismo e perdere peso extra. Le sequenze e le pose descritte in questo libro hanno lo scopo di stimolare il metabolismo, migliorare la digestione e promuovere un peso sano. La pratica regolare dello yoga sulla sedia può aiutarti a raggiungere e mantenere un peso sano senza richiedere esercizi ad alto impatto o intensi.

Mantenere la mobilità e la flessibilità diventa più vitale man mano che invecchiamo. Lo yoga sulla sedia allunga e rafforza i muscoli, migliora la salute delle articolazioni e aumenta la mobilità generale. I movimenti e gli allungamenti delicati descritti in questo libro possono aiutare ad alleviare la rigidità, diminuire il disagio e migliorare la gamma di movimento. Ciò, a sua volta, può comportare un migliore equilibrio e coordinazione, riducendo il rischio di cadute e incidenti.

Lo yoga sulla sedia apporta benefici sia al benessere fisico che mentale. I metodi di consapevolezza e respirazione utilizzati nello yoga sulla sedia aiutano a rilassare la mente, ridurre lo stress e migliorare la chiarezza mentale. La pratica regolare può comportare una maggiore attenzione, memoria e stabilità emotiva. Includendo lo yoga sulla sedia nella tua routine, puoi ottenere un senso di serenità e relax, che migliora l'intera qualità della vita.

Nei prossimi capitoli intraprenderai un viaggio di scoperta e trasformazione. Questo libro ti condurrà passo dopo passo nel mondo dello yoga sulla sedia, fornendoti le conoscenze, le abilità e la motivazione necessarie per incorporare questa pratica nella tua routine quotidiana.

Lo yoga sulla sedia promuove la scoperta di sé, lo sviluppo e l'empowerment. Leggendo i capitoli seguenti otterrai le informazioni, le abilità e la motivazione per incorporare lo yoga sulla sedia nella tua pratica quotidiana. Adottando questa pratica pacifica ma potente, puoi raggiungere e mantenere un peso sano, aumentare la tua mobilità e flessibilità, migliorare la tua chiarezza mentale e vivere una vita luminosa e significativa.

CAPITOLO 1: COMPRENDERE LO YOGA DELLA SEDIA

Lo yoga sulla sedia è uno stile modificato in cui le posture e le pratiche yoga classiche sono rese più accessibili e fattibili stando seduti o supportati da una sedia. È particolarmente indicato per accogliere persone con mobilità ridotta, problemi di equilibrio o difficoltà ad alzarsi e scendere dal pavimento, rendendolo una pratica eccellente per anziani, persone con disabilità o chiunque si stia riprendendo da un incidente.

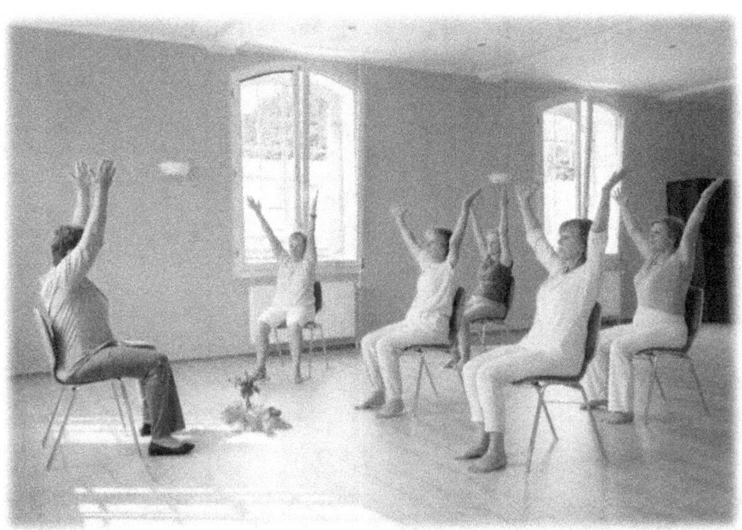

Le Origini E Lo Sviluppo Dello Yoga Sulla Sedia

Lo yoga, un'antica pratica iniziata in India oltre 5.000 anni fa, è più di un semplice esercizio fisico; è un approccio globale al benessere che include mente, corpo e anima. Il nome **"yoga"** deriva dalla parola sanscrita **"Sì,"** che significa combinare o integrare. Nasce come disciplina spirituale per raggiungere l'armonia e l'equilibrio con se stessi e con il cosmo. Il Rig Veda, una delle più antiche scritture sacre, contiene le prime allusioni allo yoga. Descrive le cerimonie e i mantra eseguiti dai sacerdoti vedici.

Lo yoga si è evoluto nel corso dei secoli in numerosi stili e scuole di pensiero, tra cui Hatha Yoga, Karma Yoga, Bhakti Yoga e Jnana Yoga. L'Hatha Yoga, che enfatizza le posture fisiche (asana), i metodi di respirazione (pranayama) e la meditazione (dhyana), ha gettato le basi per le attuali pratiche yoga. Questa crescita è stata 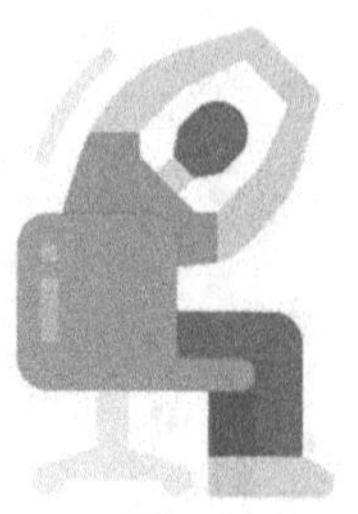 documentata in opere storiche tra cui gli Yoga Sutra di Patanjali, l'Hatha Yoga Pradipika e la Bhagavad Gita.

L'introduzione dello yoga nel mondo occidentale tra la fine del XIX e l'inizio del XX secolo portò ad una profonda rivoluzione. Ai pionieri piace **Swami Vivekananda e Paramahansa Yogananda** furono determinanti nell'introdurre le componenti spirituali e intellettuali dello yoga in Occidente. Tuttavia, fu la pratica fisica dell'Hatha Yoga a diventare estremamente famosa, grazie a rinomati guru come B.K.S. Iyengar, T. Krishnamacharya e Pattabhi Jois.

Man mano che lo yoga diventava sempre più popolare, i praticanti iniziarono ad adattare la pratica per soddisfare esigenze e stili di vita diversi. Questa versatilità ha portato alla creazione di vari stili di yoga, tra cui Vinyasa, Ashtanga, Bikram e Restorative Yoga. Ciascuno stile offriva vantaggi distinti e soddisfaceva una varietà di livelli di forma fisica, preferenze e preoccupazioni mediche.

Lo yoga sulla sedia, una versione moderna dello yoga tradizionale, è stato creato per rendere la pratica più accessibile alle persone che hanno movimenti limitati, come gli anziani, le persone con disabilità e coloro che si stanno riprendendo da un infortunio. Gli inizi dello yoga sulla sedia possono essere fatti risalire al lavoro di insegnanti come Lakshmi Voelker-Binder, che fondò "Lakshmi Voelker Chair Yoga" nel 1982. Il suo approccio tentava di rendere lo yoga accessibile e flessibile a tutti, indipendentemente dalle capacità fisiche.

Lo scopo principale dello yoga sulla sedia è offrire i vantaggi dello yoga convenzionale in un ambiente sicuro e accessibile. Utilizzando una sedia come supporto, i praticanti possono eseguire posizioni yoga stando seduti o in piedi, rendendo più semplice mantenere l'equilibrio e la stabilità. Questo adattamento riduce il rischio di infortuni e consente a chi ha difficoltà motorie di sfruttare i vantaggi fisici, mentali ed emotivi dello yoga.

L'evoluzione dello yoga sulla sedia è stata definita dall'invenzione e dall'ingegno, con gli insegnanti che modificano costantemente le posture yoga convenzionali per soddisfare le esigenze dei loro studenti. Le sessioni di Chair Yoga spesso includono una serie di asana, come piegamenti in avanti, piegamenti all'indietro, torsioni e allungamenti, tutti eseguiti con l'assistenza di una sedia. Queste sessioni si concentrano anche su esercizi di respirazione, metodi di rilassamento e attività di consapevolezza.

Sherry Zak Morris, che fondò la "Yoga Vista Academy" e creò un approfondito programma di istruzione sullo yoga sulla sedia, fu un fattore cruciale nella sua divulgazione. Il suo lavoro è stato fondamentale nel preparare gli istruttori di yoga a guidare gli studenti in modo sicuro e con successo attraverso le pratiche dello yoga sulla sedia. Altri importanti contributori includono Peggy Cappy, la cui serie PBS "Yoga for the Rest of Us" ha reso popolare lo yoga sulla sedia, in particolare tra gli anziani.

L'inclusione dello Chair Yoga nei programmi sanitari per anziani e nei centri comunitari ha dato un contributo significativo alla sua crescita e accessibilità. Molte case per anziani, istituti di residenza assistita e cliniche di riabilitazione ora includono lezioni di Chair Yoga nei loro programmi sanitari. Queste sessioni sono spesso progettate per soddisfare le esigenze speciali delle persone anziane, con modifiche e modifiche per soddisfare diversi livelli di forma fisica e problemi di salute.

Inoltre, studi di ricerca hanno dimostrato che lo yoga sulla sedia ha una buona influenza sulla salute degli anziani, supportandone l'efficacia e sostenendone l'inclusione nei programmi di salute e benessere. Ad esempio, una ricerca pubblicata sul Journal of Geriatric Physical Therapy ha scoperto che lo yoga sulla sedia ha migliorato la funzione fisica, la riduzione del dolore e la qualità della vita nelle persone anziane con osteoartrite.

L'introduzione della tecnologia digitale ha avuto un enorme impatto anche sullo sviluppo e sulla diffusione dello yoga sulla sedia. Piattaforme online, conferenze video e lezioni virtuali hanno reso lo yoga sulla sedia più accessibile a persone di tutto il mondo. Gli anziani possono ora impegnarsi in sessioni di Chair Yoga comodamente da casa propria, tenute da insegnanti qualificati tramite workshop online e video didattici.

Gli strumenti digitali hanno anche aiutato nella formazione e nella certificazione degli istruttori di Chair Yoga, consentendo loro di raggiungere e servire un pubblico più ampio. Organizzazioni come il "Chair Yoga Certification Program" forniscono ampi corsi di formazione online che forniscono agli istruttori le informazioni e le abilità necessarie per insegnare lo yoga sulla sedia in modo sicuro ed efficiente.

Il futuro dello yoga sulla sedia è luminoso, con continue iniziative per ampliarne la portata e l'accessibilità. Con l'invecchiamento della popolazione mondiale, è probabile che la domanda di tecniche di esercizio inclusive e flessibili come lo yoga sulla sedia aumenterà. Si prevede che le innovazioni tecnologiche, insieme alla crescente consapevolezza dei vantaggi dello yoga per gli anziani, incoraggino la crescita sostenuta e la popolarità dello yoga sulla sedia.

La collaborazione interdisciplinare tra operatori sanitari, istruttori di yoga e ricercatori migliorerà la pratica e la conoscenza dello yoga sulla sedia. Questa partnership contribuirà allo sviluppo di tecniche basate sull'evidenza, programmi specializzati e all'integrazione sicura e di successo dello yoga sulla sedia negli sforzi per la salute e il benessere degli anziani.

Per riassumere, lo yoga sulla sedia è progredito dalle sue antiche origini nello yoga tradizionale a una pratica moderna e accessibile che offre molteplici vantaggi agli anziani e a chiunque abbia mobilità ridotta. La sua crescita e popolarità sono state alimentate da insegnanti impegnati, adattamenti creativi e da una crescente comprensione dell'importanza delle pratiche di fitness inclusive. Man mano che lo yoga

sulla sedia si evolve, svolgerà sicuramente un ruolo
importante nel migliorare la salute, il benessere e la vitalità
degli anziani in tutto il mondo.

Vantaggi Dello Yoga Sulla Sedia Per Gli Anziani

Lo yoga sulla sedia è un tipo di esercizio facile e utile per gli anziani, in particolare quelli sopra i 70 anni che potrebbero avere limitazioni di mobilità, problemi di equilibrio o condizioni di salute croniche. Questo tipo di yoga delicato può aiutare gli anziani a migliorare la loro salute fisica, il benessere emotivo e la vitalità generale.

Ecco i principali vantaggi dello Chair Yoga per gli anziani:

1. Maggiore flessibilità

La flessibilità tipicamente diminuisce con l'età a causa della diminuzione dell'attività fisica e del naturale processo di invecchiamento. Lo yoga sulla sedia consente agli anziani di mantenere e aumentare la propria flessibilità allungando delicatamente muscoli e articolazioni. La pratica regolare può migliorare la gamma di movimento, rendendo attività comuni come allungarsi, piegarsi e torcersi più semplici e confortevoli. Una migliore flessibilità aiuta anche a evitare infortuni mantenendo i muscoli e le articolazioni flessibili e reattivi.

2. Forza migliorata

Mantenere la forza muscolare è fondamentale per gli anziani che vogliono rimanere indipendenti e svolgere le attività quotidiane senza aiuto. Lo yoga sulla sedia consiste in posture e movimenti che agiscono su numerosi gruppi muscolari, permettendoti di acquisire e mantenere la forza senza rischiare infortuni dovuti a esercizi più difficili. La forza muscolare migliora la postura, l'equilibrio e la stabilità fisica totale, che sono fondamentali per evitare cadute e altri incidenti.

3. Migliore equilibrio e coordinazione

Le cadute rappresentano un grave problema per gli anziani e spesso provocano lesioni catastrofiche e perdita di indipendenza. Lo yoga sulla sedia migliora l'equilibrio e la coordinazione aumentando la consapevolezza e la stabilità del corpo. Gli anziani che praticano regolarmente lo yoga sulla sedia possono migliorare il loro equilibrio, permettendo loro di camminare con maggiore sicurezza e riducendo il rischio di cadute. Un migliore coordinamento aiuta anche a svolgere le attività quotidiane in modo più efficace e sicuro.

4. Gestione del dolore

Il dolore cronico, soprattutto alle articolazioni e alla schiena, è un problema tipico degli anziani. Lo yoga sulla sedia prevede movimenti moderati che possono aiutare ad alleviare il dolore e la rigidità migliorando la circolazione e diminuendo l'infiammazione. Pose e allungamenti mirati a particolari aree di disagio possono portare sollievo e aumentare il comfort generale. Inoltre, le tecniche di rilassamento utilizzate nello yoga sulla sedia servono ad alleviare la tensione e lo stress, riducendo così l'impressione di disagio.

5. Circolazione migliorata

Una buona circolazione è essenziale per la salute generale perché garantisce che l'ossigeno e i nutrienti raggiungano tutte le regioni del corpo. Lo yoga sulla sedia migliora la circolazione stimolando il flusso sanguigno con i suoi movimenti e posizioni. Una migliore circolazione aiuta gli anziani a mantenere una buona pelle, la funzione degli organi e i livelli di energia. Migliora anche la salute cardiovascolare riducendo il rischio di coaguli di sangue e aumentando la salute del cuore.

6. Funzione respiratoria migliorata

Gli esercizi di respirazione sono una parte essenziale dello yoga, in particolare dello yoga sulla sedia. Questi allenamenti servono a rafforzare i muscoli respiratori, espandere la capacità polmonare e aumentare l'assunzione di ossigeno. Per gli anziani, una migliore funzione respiratoria implica maggiore resistenza, meno stanchezza e una minore possibilità di infezioni respiratorie. La respirazione consapevole favorisce anche il rilassamento e la riduzione dello stress, migliorando il benessere sia mentale che fisico.

7. Chiarezza mentale e concentrazione

Molti anziani sono preoccupati per il deterioramento cognitivo e le attività mentalmente stimolanti potrebbero aiutarli a preservare la loro acutezza mentale. Lo yoga sulla sedia combina attività di consapevolezza e meditazione per migliorare la chiarezza mentale e la concentrazione. Questi comportamenti aiutano gli anziani a essere presenti e vigili, il che può aumentare la memoria e le prestazioni cognitive. Inoltre, le caratteristiche contemplative dello yoga sulla sedia incoraggiano il rilassamento e riducono l'ansia, il che può giovare alla salute mentale.

8. Riduzione dello stress

Lo stress può danneggiare sia la salute fisica che quella mentale, in particolare negli anziani. Lo yoga sulla sedia utilizza tecniche di rilassamento come la respirazione profonda, la meditazione e lo stretching leggero per aiutare ad alleviare lo stress. La pratica regolare può ridurre i livelli di cortisolo (l'ormone dello stress), favorendo una sensazione di calma e relax. Livelli di stress ridotti favoriscono un sonno migliore, un atteggiamento più positivo e un sistema immunitario più forte.

9. Interazione sociale

Molti anziani lottano con l'isolamento sociale, che può portare alla solitudine e alla disperazione. La partecipazione ai corsi di Chair Yoga, di persona o elettronicamente, consente il contatto sociale e lo sviluppo della comunità. Queste sessioni forniscono un ambiente amichevole in cui gli anziani possono interagire con gli altri, condividere le loro esperienze e creare connessioni. L'interazione sociale è essenziale per la salute mentale e il benessere generale degli anziani poiché li aiuta a sentirsi connessi e supportati.

10. Adattabilità e accessibilità

Uno dei vantaggi più significativi dello yoga sulla sedia è la sua versatilità. È adatto a persone con diversi livelli di mobilità e forma fisica. Se un anziano si sta riprendendo da un intervento chirurgico, sta affrontando una malattia cronica o sta semplicemente cercando un metodo moderato per essere attivo, lo yoga sulla sedia può essere adattato alle sue esigenze. Questa versatilità garantisce che tutti, indipendentemente dalle capacità fisiche, possano godere dei vantaggi dello yoga.

11. Maggiore fiducia e indipendenza

Gli anziani che sperimentano i vantaggi fisici ed emotivi dello yoga sulla sedia spesso acquisiscono un senso di fiducia e indipendenza. Forza, flessibilità ed equilibrio migliorati consentono alle persone di completare le faccende quotidiane più facilmente, riducendo al minimo la necessità di aiuto. Questa maggiore indipendenza aumenta l'autostima e incoraggia un atteggiamento positivo verso la vita. Gli anziani che si sentono capaci e fiduciosi hanno maggiori probabilità di rimanere attivi e coinvolti nelle loro comunità.

12. Benessere olistico

Lo yoga sulla sedia promuove il benessere generale affrontando gli elementi fisici, mentali ed emotivi della salute. Incoraggia gli anziani a essere proattivi riguardo alla propria salute includendo esercizio fisico regolare, consapevolezza e relax nella loro routine quotidiana. Questo approccio globale promuove la vitalità generale, consentendo agli anziani di vivere una vita più sana e più felice.

Infine, lo yoga sulla sedia presenta numerosi vantaggi per gli anziani di età superiore ai 70 anni, in particolare in termini di salute fisica, benessere emotivo e coinvolgimento sociale. Gli anziani che incorporano lo yoga sulla sedia nella loro routine quotidiana potrebbero trarre beneficio da una maggiore flessibilità, forza, equilibrio e funzione respiratoria, nonché da meno stress, una migliore gestione del dolore e una maggiore chiarezza mentale. La possibilità di regolazione e l'accessibilità dello yoga sulla sedia lo rendono un'eccellente scelta di allenamento per gli anziani, consentendo loro di preservare la propria indipendenza, acquisire sicurezza e migliorare il proprio benessere generale.

Principi Essenziali E Pratiche Dello Yoga Della Sedia

1. Accessibilità e inclusività

Uno degli elementi più importanti dello Chair Yoga è la sua accessibilità. Lo yoga tradizionale può essere difficile per gli anziani, in particolare per coloro che hanno mobilità ridotta, problemi di equilibrio o dolore cronico. Lo yoga sulla sedia rende lo yoga accessibile a tutti, indipendentemente dalla forma fisica. Gli anziani possono eseguire varie posizioni yoga mentre sono supportati da una sedia, eliminando la necessità di scendere sul pavimento e rischiare di perdere l'equilibrio.

Lo yoga sulla sedia si rivolge a una vasta gamma di abilità, rendendolo una pratica inclusiva. Se una persona soffre di artrite, si sta riprendendo da un intervento chirurgico o semplicemente desidera un approccio moderato per mantenersi attiva, lo yoga sulla sedia può essere adattato alle sue esigenze specifiche. Questa inclusione garantisce che gli anziani possano mantenere un programma di esercizi regolari, che promuova la salute fisica e mentale.

2. Movimento e ritmo delicati

Lo yoga sulla sedia enfatizza gli esercizi leggeri e una velocità ridotta, che sono benefici per gli anziani. La tecnica si basa su movimenti ponderati e regolati che non danneggiano le articolazioni e i muscoli. A differenza dei tipi di esercizi più faticosi, lo yoga sulla sedia riduce la possibilità di danni consentendo agli anziani di lavorare nella loro zona di comfort.

Il ritmo più lento dello yoga sulla sedia promuove una migliore coordinazione e attenzione. Gli anziani possono prendersi il tempo necessario per imparare ogni postura e muoversi delicatamente, il che è particolarmente cruciale per chi ha problemi di equilibrio o mobilità. Questa tecnica attenta migliora la consapevolezza del corpo e aumenta l'efficacia complessiva dell'attività.

3. Adattabilità e modifiche

L'adattabilità è una componente chiave dello yoga sulla sedia. Ogni persona ha punti di forza e limiti fisici distinti e lo yoga sulla sedia può essere adattato a queste variazioni. Gli istruttori forniscono spesso varianti di ciascuna posizione, consentendo ai partecipanti di selezionare la versione che meglio si adatta alle loro capacità.

A seconda della flessibilità dell'individuo, è possibile eseguire un piegamento in avanti da seduti con le mani che raggiungono i piedi o semplicemente appoggiate sulle cosce. Allo stesso modo, la torsione della seduta può essere più profonda o semplificata per adattarsi al livello di comfort del partecipante. Questi adattamenti garantiscono che tutti possano raccogliere i benefici dello yoga senza sentirsi frustrati o sopraffatti.

4. Concentrati sul respiro e sulla consapevolezza

Lo yoga sulla sedia enfatizza la respirazione e la consapevolezza. La pratica promuove la respirazione profonda e consapevole, che aiuta a calmare la mente e rilassare il corpo. I metodi di respirazione controllata, come la respirazione diaframmatica e la respirazione narice alternativa, sono spesso utilizzati nelle sessioni di yoga sulla sedia.

Un'altra parte importante dello yoga sulla sedia è la consapevolezza o la disciplina di rimanere completamente presenti nel momento. I partecipanti sono invitati a concentrarsi sul respiro, sulle sensazioni corporee e sui movimenti, ottenendo un senso di calma e chiarezza mentale. Questo esercizio di consapevolezza non solo migliora i vantaggi fisici dello yoga, ma aumenta anche il benessere mentale e la riduzione dello stress.

5. Sviluppare forza e flessibilità

Lo yoga sulla sedia è un approccio delicato ma efficace per migliorare la forza e la flessibilità. Molte posizioni dello yoga sulla sedia agiscono su particolari aree muscolari, il che aiuta ad aumentare il tono muscolare e la resistenza. Ad esempio, i sollevamenti delle gambe da seduti colpiscono i quadricipiti e i flessori dell'anca, mentre i sollevamenti delle braccia da seduti fanno lavorare le spalle e la parte superiore delle braccia.

Lo yoga sulla sedia aiuta a migliorare la flessibilità. Gli allungamenti delicati, come gli allungamenti dei muscoli posteriori della coscia e i piegamenti laterali, aiutano ad espandere la gamma di movimento delle articolazioni e dei muscoli. Una migliore flessibilità può ridurre il rischio di infortuni e allo stesso tempo aumentare la mobilità generale, rendendo le attività quotidiane più facili e più piacevoli per gli anziani.

6. Migliorare l'equilibrio e la stabilità

L'equilibrio è un aspetto importante della salute fisica, in particolare per gli anziani, poiché le cadute possono provocare lesioni significative. Lo yoga sulla sedia incorpora posizioni che migliorano l'equilibrio e la stabilità, essenziali per evitare cadute. Ad esempio, le marce da seduti e i sollevamenti del tallone sviluppano la forza e la coordinazione delle gambe, ma le pose in piedi che utilizzano la sedia come supporto, come la posa dell'albero sostenuto, migliorano l'equilibrio generale.

La pratica regolare di queste posizioni che migliorano l'equilibrio può ridurre notevolmente il rischio di cadute e allo stesso tempo aumentare la fiducia nelle attività quotidiane. Gli anziani che praticano lo yoga sulla sedia in genere riferiscono di sentirsi più solidi e sicuri delle proprie capacità fisiche.

7. Promuovere il rilassamento e il sollievo dallo stress

Lo yoga sulla sedia è molto più di una semplice attività fisica; riguarda anche il rilassamento e l'alleviamento dello stress. La combinazione di movimenti delicati, respirazione regolata e consapevolezza rilassa il sistema nervoso. Questa reazione di rilassamento riduce gli ormoni dello stress, abbassa la pressione sanguigna e promuove una sensazione di calma.

Molte lezioni di Chair Yoga si concludono con una fase di rilassamento in cui i partecipanti possono chiudere gli occhi, concentrarsi sulla respirazione e rilasciare qualsiasi tensione. Questa pratica, chiamata savasana o posizione di rilassamento, permette al corpo e alla mente di riposarsi e rivitalizzarsi. Questo rilassamento può migliorare il sonno, l'atteggiamento e il benessere generale degli anziani.

8. Connessioni sociali e comunità

I corsi di Chair Yoga possono favorire un senso di comunità e connessione sociale, il che è molto vantaggioso per gli anziani. La partecipazione a una lezione di gruppo incoraggia gli anziani a interagire con gli altri, condividere le proprie esperienze e formare amicizie. Questa componente sociale può aiutare ad alleviare la solitudine e l'isolamento tra le persone anziane.

Molti programmi di Chair Yoga forniscono un ambiente amichevole e non giudicante. Istruttori e partecipanti insieme promuovono un ambiente in cui tutti si sentono benvenuti e apprezzati. Questo senso di appartenenza può migliorare l'esperienza complessiva dello yoga sulla sedia e incoraggiare gli anziani a continuare a praticarlo.

9. Incoraggiare la coerenza e la routine

La coerenza è essenziale per godere dei vantaggi dello yoga sulla sedia. La pratica regolare aiuta a sviluppare e mantenere la forza fisica, la flessibilità e l'equilibrio nel tempo. Lo yoga sulla sedia consente agli anziani di costruire uno schema, rendendo più semplice includere l'esercizio fisico nella loro vita quotidiana.

Per mantenere la coerenza, molti istruttori di Chair Yoga consigliano di programmare sessioni di pratica e di aumentare progressivamente la durata e l'intensità di ciascuna. Gli anziani possono costruire un regime yoga sostenibile e piacevole iniziando con sessioni brevi e moderate e aumentando gradualmente l'intensità.

10. Approccio olistico al benessere

Lo yoga sulla sedia è un approccio completo al benessere che si rivolge non solo alla salute fisica ma anche al benessere mentale, emotivo e sociale. Lo yoga sulla sedia aiuta gli anziani a mantenere uno stile di vita equilibrato e sano includendo esercizi moderati, respirazione, consapevolezza e rilassamento.

Questo approccio olistico riconosce che la salute è complessa e collegata. Gli anziani possono trarre beneficio dallo yoga sulla sedia migliorando la loro salute fisica, riducendo i livelli di stress, aumentando la lucidità mentale e sentendosi più connessi alla loro comunità. Grazie al suo approccio completo al benessere, lo yoga sulla sedia è una scelta eccellente per gli anziani che desiderano migliorare la propria qualità di vita.

Per riassumere, i concetti e le pratiche fondamentali dello Chair Yoga lo rendono una forma di esercizio accessibile, adattiva ed efficace per gli anziani. Lo yoga sulla sedia promuove la salute e il benessere generale sottolineando movimenti delicati, respiro e consapevolezza, forza e flessibilità, equilibrio e stabilità, rilassamento e riduzione dello stress, connessione sociale e coerenza. Lo yoga sulla sedia può aiutare gli anziani sopra i 70 anni a mantenere la forma fisica, perdere peso e migliorare la qualità generale della vita.

CAPITOLO 2: COMPRENDERE LA PERDITA DI PESO

Perdere peso può essere difficile, soprattutto per gli anziani. Con l'avanzare dell'età il nostro corpo subisce molti cambiamenti, che possono avere un impatto sul nostro metabolismo e rendere più difficile perdere peso. Comprendere questi cambiamenti e gli ostacoli comuni che gli anziani devono affrontare è essenziale per creare piani di perdita di peso efficaci su misura per le loro esigenze individuali.

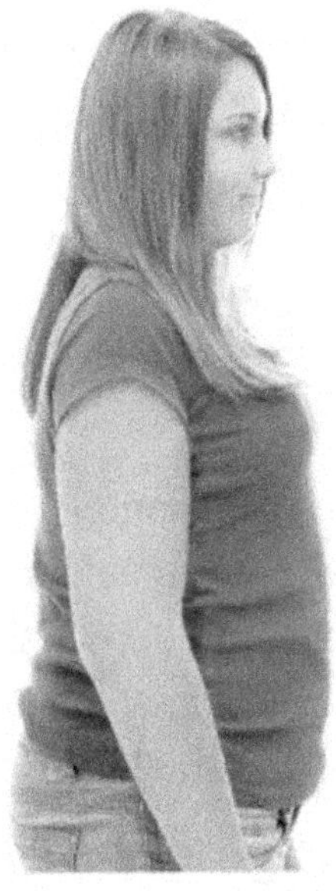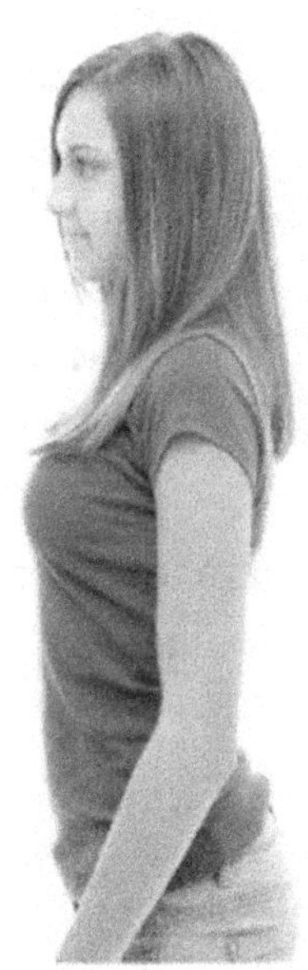

Cambiamenti nel metabolismo

L'età ha un impatto significativo sul metabolismo, in particolare negli anziani oltre i 70 anni. Questi cambiamenti potrebbero avere un grande impatto sulla gestione del peso e sulla salute generale. È essenziale comprendere le complessità del metabolismo dei corpi che invecchiano per creare strategie che aiutino gli anziani a mantenere un peso sano.

➤ **Diminuzione del tasso metabolico a riposo (RMR):** Il numero di calorie necessarie al corpo per mantenere le funzioni essenziali mentre è a riposo è noto come tasso metabolico a riposo (RMR). Il nostro RMR diminuisce naturalmente con l'età a causa dell'atrofia muscolare. Poiché il tessuto muscolare ha un'attività metabolica più elevata rispetto al tessuto adiposo, richiede più energia sotto forma di calorie per funzionare. La sarcopenia, o la perdita di massa muscolare con l'invecchiamento, fa sì che il corpo bruci meno calorie a riposo, il che rende più difficile la gestione del peso.

➤ **Cambiamenti nella composizione corporea:** L'invecchiamento è associato a cambiamenti nella composizione corporea, tra cui una diminuzione della massa muscolare magra e un aumento del grasso corporeo. Da questo cambiamento nella composizione corporea potrebbe derivare anche una diminuzione del metabolismo, poiché il tessuto muscolare ha un'attività metabolica più elevata rispetto al tessuto adiposo. Questo cambiamento può portare a una diminuzione del dispendio energetico complessivo, il che renderebbe più facile l'aumento di peso e più difficile la perdita di peso.

➢ **Cambiamenti negli ormoni:** Gli ormoni controllano il metabolismo. I cambiamenti ormonali legati all'invecchiamento possono avere un impatto sul metabolismo. Ad esempio, un calo dei livelli di estrogeni durante la menopausa nelle donne può causare cambiamenti nella distribuzione del grasso corporeo e una perdita di massa muscolare magra. Allo stesso modo, i livelli di testosterone negli uomini diminuiscono con l'età, influenzando potenzialmente il metabolismo e la crescita muscolare.

➢ **Cambiamenti digestivi:** La ridotta produzione di acido gastrico e il ritardato svuotamento gastrico sono due cambiamenti comuni della funzione digestiva associati all'invecchiamento. Questi cambiamenti possono influire sulla capacità del corpo di assorbire e digerire i nutrienti, che potrebbero avere un impatto sul bilancio energetico e sul metabolismo in generale.

➢ **Livello di attività fisica:** Mantenere un metabolismo sano richiede attività fisica. D'altro canto, un calo di energia, un dolore cronico o una mobilità limitata possono far sì che molti anziani diventino meno attivi man mano che invecchiano. Una ridotta attività fisica può portare a una perdita di massa muscolare e a una diminuzione del dispendio energetico complessivo, che può rallentare ulteriormente il metabolismo.

➤ **Utilizzo nutrizionale:** La capacità del corpo di utilizzare nutrienti come proteine, grassi e carboidrati può cambiare con l'avanzare dell'età. I cambiamenti nell'utilizzo dei nutrienti possono avere un impatto sul bilancio energetico, sul metabolismo e sul controllo del peso.

➤ **Sensibilità all'insulina:** Man mano che le persone invecchiano, soprattutto gli adulti sedentari, la loro sensibilità all'insulina diminuisce. La capacità del corpo di elaborare i carboidrati può essere influenzata da questa diminuzione della sensibilità all'insulina, che potrebbe comportare un aumento di peso e altri problemi metabolici.

A causa dei cambiamenti nella massa muscolare, degli squilibri ormonali e della ridotta attività fisica, il metabolismo varia notevolmente con l'età. Gli adulti sopra i 70 anni potrebbero avere più difficoltà a controllare il proprio peso a causa di questi cambiamenti. Gli anziani possono gestire efficacemente il proprio peso e migliorare la propria salute e il proprio benessere generale identificando questi cambiamenti e utilizzando strategie per supportare un metabolismo sano.

Ostacoli tipici

Oltre alle alterazioni del metabolismo, gli anziani devono affrontare diverse sfide che potrebbero ostacolare i loro tentativi di perdere peso:

➤ **Condizioni mediche:** Diverse condizioni mediche possono impedire agli anziani di perdere peso. I farmaci che alterano il metabolismo o l'appetito possono essere necessari per condizioni croniche come il diabete, le malattie cardiache e l'artrite. Inoltre, queste condizioni possono compromettere la mobilità e rendere difficile l'esercizio. Inoltre, gli anziani che hanno problemi di salute specifici potrebbero dover seguire alcune linee guida dietetiche, che renderebbero più difficile perdere peso.

➤ **Effetti collaterali medici:** Molti farmaci comunemente prescritti ai pazienti anziani possono avere effetti avversi legati al peso. In alcuni individui, è stato dimostrato che antidepressivi, antipsicotici, corticosteroidi e antistaminici incoraggiano l'aumento di peso. Gli anziani che assumono farmaci che hanno questo effetto collaterale potrebbero avere difficoltà a ridurre il peso. Gli anziani che assumono farmaci possono discutere il loro regime con il proprio medico per vedere se qualche alternativa non li farà aumentare di peso.

➢ **Limitazioni fisiche:** Man mano che le persone invecchiano, possono sperimentare restrizioni fisiche che rendono più difficile impegnarsi in forme tradizionali di esercizio. Gli anziani potrebbero avere più difficoltà a fare esercizio frequentemente a causa di problemi di mobilità, disagio articolare e diminuzione della resistenza. Dato che lo yoga sulla sedia è una forma delicata di esercizio che può migliorare la flessibilità, la forza e l'equilibrio senza sottoporre a sforzo eccessivo le articolazioni, potrebbe essere un buon sostituto per gli anziani con limitazioni fisiche.

➢ **Esigenze nutrizionali:** Gli anziani hanno esigenze nutrizionali diverse rispetto ai giovani e hanno bisogno di seguire una dieta ben bilanciata per soddisfare queste esigenze. Tuttavia, mantenere una dieta equilibrata può essere difficile per gli anziani per una serie di motivi. Ad esempio, i cambiamenti del gusto e dell'olfatto in età avanzata possono far perdere l'appetito, con conseguente riduzione dell'apporto calorico. Le opzioni alimentari degli anziani possono anche essere limitate da difficoltà nella deglutizione o nella digestione di alimenti specifici.

➢ **Fattori sociali:** Gli sforzi degli anziani per perdere peso possono essere influenzati anche da fattori sociali. Gli anziani single o che non hanno supporto sociale potrebbero avere difficoltà a tenere il passo con pratiche alimentari sane. Inoltre, sentimenti di disperazione o solitudine possono portare a un'alimentazione emotiva, che può minare gli sforzi per perdere peso. Gli anziani devono rimanere in contatto con gli altri e, se necessario, chiedere aiuto ad amici, familiari o a un gruppo di supporto.

> **Motivazione e mentalità:** Perdere peso è difficile a qualsiasi età, ma gli anziani possono incontrare particolari difficoltà con la motivazione e i processi mentali. Se non vedono risultati immediati o se il loro sviluppo richiede più tempo del previsto, gli anziani potrebbero scoraggiarsi. Gli anziani devono fissare obiettivi ragionevoli e riconoscere le piccole vittorie lungo il percorso. Gli anziani che sono motivati e mantengono un atteggiamento positivo possono essere in grado di superare queste sfide e raggiungere i loro obiettivi di perdita di peso.

Per affrontare questi cambiamenti metabolici e gli ostacoli comuni è necessario un approccio globale che tenga conto degli aspetti psicologici, oltre che fisici, della perdita di peso. Comprendendo i fattori che influiscono sul metabolismo e riconoscendo le sfide che gli anziani potrebbero incontrare, possiamo sviluppare strategie personalizzate per aiutarli a raggiungere un peso sano e migliorare il loro benessere generale.

Come Lo Yoga Sulla Sedia Aiuta A Perdere Peso

La capacità dello yoga sulla sedia di supportare la perdita di peso è uno dei suoi maggiori vantaggi. Lo yoga sulla sedia offre un'alternativa accessibile e a basso impatto alle forme tradizionali di esercizio fisico che possono essere difficili da eseguire per gli anziani, incoraggiando l'attività fisica senza sottoporre il corpo a sforzi eccessivi. Questo è un esame approfondito di come lo yoga sulla sedia può aiutare gli anziani di età superiore ai 70 anni a migliorare la loro salute generale e a perdere peso.

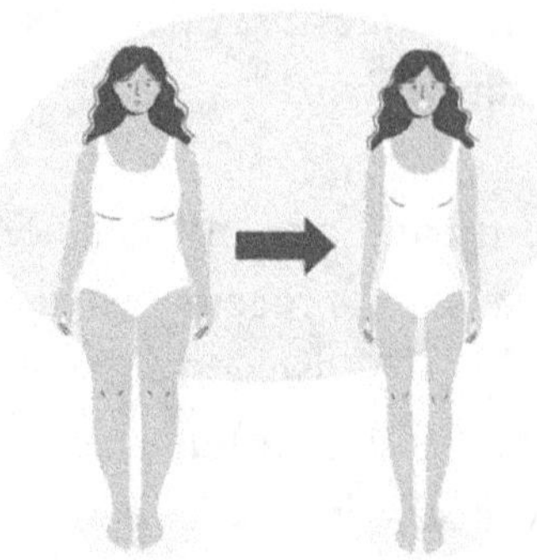

1. **Promuove l'esercizio fisico:** Fare attività fisica regolarmente è essenziale per gestire il peso. Tuttavia, gli esercizi tradizionali possono essere impegnativi per gli anziani a causa di problemi di mobilità, dolori articolari o altre condizioni di salute. Lo yoga sulla sedia fornisce un'alternativa agli esercizi ad alto impatto,

consentendo di mantenere uno stile di vita attivo. Gli anziani possono aumentare i loro livelli di attività fisica, fondamentale per bruciare calorie e mantenere un peso sano, praticando lo yoga sulla sedia.

2. **Aumenta il metabolismo:** Man mano che le persone invecchiano, il loro metabolismo rallenta naturalmente, rendendo loro più difficile mantenere o ridurre il peso. Lo yoga sulla sedia aiuta ad aumentare il metabolismo, il che può aiutare a compensarlo. Le posture leggere dello yoga sulla sedia e i movimenti che aumentano la frequenza cardiaca possono migliorare la circolazione e la frequenza cardiaca, due fattori essenziali per aumentare il tasso metabolico. Un aumento del metabolismo aiuta il corpo a bruciare calorie anche a riposo, il che aiuta le persone a perdere peso ed evitare di riprenderlo.

3. **Costruisce massa nei muscoli:** Soprattutto per gli anziani, il mantenimento della massa muscolare è fondamentale per controllare il peso. Anche a riposo, il tessuto muscolare brucia più calorie del tessuto adiposo. Lo yoga sulla sedia utilizza una varietà di pose per rafforzare la forza per aiutare a sviluppare e preservare la massa muscolare. Questi allenamenti incoraggiano la crescita e la forza di vari gruppi muscolari. Un tasso metabolico a riposo più elevato, che aiuta a bruciare più calorie durante il giorno, è il risultato di una maggiore massa muscolare.

4. **Aumenta l'equilibrio e la flessibilità:** Gli anziani che hanno compromesso flessibilità ed equilibrio hanno maggiori probabilità di condurre una vita sedentaria e di aumentare di peso. Lo yoga sulla sedia utilizza pose stabilizzanti e stretching delicato per aumentare la flessibilità e l'equilibrio. Una migliore flessibilità riduce il rischio di infortuni e un migliore equilibrio aiuta gli anziani a evitare cadute, che possono essere gravemente invalidanti. Gli anziani che hanno una migliore flessibilità ed equilibrio hanno maggiori probabilità di rimanere attivi e di partecipare ad altre attività fisiche, che possono aiutarli a perdere peso.

5. **Diminuisce il consumo emotivo e lo stress:** Gli anziani spesso sperimentano stress, che può provocare un'alimentazione emotiva e un aumento di peso. Lo yoga sulla sedia utilizza tecniche di respirazione e consapevolezza per ridurre lo stress e incoraggiare il rilassamento. Gli anziani che mettono in pratica queste strategie saranno in grado di gestire lo stress in modo più efficace e avranno meno probabilità di procurarsi il cibo nei momenti di bisogno. Le tecniche di consapevolezza del Chair Yoga aiutano anche gli anziani a diventare più consapevoli dei loro modelli alimentari, promuovendo il controllo delle porzioni e scelte alimentari più sane.

6. **Aumenta la salute del cuore e dei vasi sanguigni:** Mantenere la salute cardiovascolare è essenziale sia per

il benessere generale che per il controllo del peso. I movimenti aerobici utilizzati nello yoga sulla sedia aumentano la frequenza cardiaca e migliorano la forma cardiovascolare. Una migliore circolazione, un apporto più efficace di ossigeno ai tessuti e una maggiore vitalità derivano tutti da una migliore salute cardiovascolare. Gli anziani con una migliore forma cardiovascolare possono anche partecipare ad attività fisiche più lunghe e faticose, che li aiuteranno a perdere ancora più peso.

7. **Promuove la regolarità e la coerenza:** Mantenere un regime di esercizio fisico regolare è una delle sfide associate alla gestione del peso. Poiché lo yoga sulla sedia è flessibile e accessibile, gli anziani possono incorporarlo più facilmente nella loro routine quotidiana. La facilità d'uso dello Chair Yoga promuove una pratica costante, essenziale per raggiungere obiettivi di perdita di peso a lungo termine. Gli anziani che incorporano lo yoga sulla sedia nella loro routine possono perdere peso in modo sostenibile e rimanere dedicati ai propri obiettivi di fitness.

8. **Mantiene una digestione adeguata:** Per gestire il peso è necessario un sistema digestivo efficiente. Lo yoga sulla sedia incorpora pose e movimenti particolari che migliorano la digestione e migliorano l'assorbimento dei nutrienti stimolando il sistema digestivo. Una migliore digestione aiuta nella scomposizione efficace del cibo e protegge da condizioni come stitichezza e gonfiore, che

possono portare ad un aumento di peso. L'utilizzo efficiente dei nutrienti da parte del corpo, che promuove la salute generale e la gestione del peso, è un altro vantaggio di un sistema digestivo sano.

9. **Offre una scelta di fitness a basso impatto:** Gli anziani possono trovare gli allenamenti ad alto impatto difficili e pericolosi, aumentando il rischio di infortuni che limitano ulteriormente la loro attività fisica. Lo yoga sulla sedia rappresenta un sostituto a basso impatto che riduce la possibilità di lesioni mantenendo i vantaggi per la salute dell'esercizio fisico. Gli anziani con una varietà di condizioni mediche possono trarre beneficio dallo stile delicato dello yoga sulla sedia, che consente loro di mantenere uno stile di vita attivo e controllare il proprio peso senza preoccuparsi di farsi male.

10. **Promuove un atteggiamento ottimista:** Mantenere una prospettiva ottimistica è essenziale per un efficace controllo del peso. Attraverso esercizi di consapevolezza, meditazione e tecniche di rilassamento, lo yoga sulla sedia migliora la salute mentale. Questi esercizi supportano la perseveranza e la resilienza degli anziani, aiutandoli nel contempo a coltivare un atteggiamento positivo verso il loro percorso di fitness. Gli anziani che adottano una prospettiva positiva sono più motivati, il che rende più semplice per loro mantenere i propri obiettivi di perdita di peso e riconoscere i propri risultati.

Consigli Utili Per Includere Lo Yoga Sulla Sedia Nel Tuo Programma Di Perdita Di Peso

Gli anziani possono utilizzare i seguenti consigli utili per ottimizzare i benefici della perdita di peso dello yoga sulla sedia:

1. **Inizia lentamente:** Inizia con pose semplici e procedi fino a quelle più difficili. Questo metodo garantisce un aumento graduale della forza e della flessibilità evitando di strafare.

2. **Esercitati spesso:** Mantenere la coerenza è essenziale. Per ottenere i migliori risultati, prova a fare yoga sulla sedia almeno tre o quattro volte a settimana.

3. **Combinare con un'alimentazione sana:** Lo yoga sulla sedia dovrebbe essere combinato con una dieta ricca di nutrienti e ben bilanciata. Dai priorità alle proteine magre, ai cereali integrali e all'abbondanza di frutta e verdura.

4. **Rimani idratato:** Per supportare i processi metabolici e rimanere idratati, sorseggia molta acqua prima, durante e dopo le sessioni di yoga sulla sedia.

5. **Ascolta il tuo corpo:** Sii consapevole dei segnali che il tuo corpo ti invia. Per evitare lesioni, modifica o salta una posa se è dolorosa o scomoda.

6. **Cerca guida:** Per garantire forma e tecnica corrette, valuta l'idea di iscriverti a un corso di Chair Yoga o di seguire tutorial online.

Per riassumere, lo yoga sulla sedia offre agli anziani di età superiore ai 70 anni un metodo completo per perdere peso. Lo yoga sulla sedia offre agli anziani un mezzo efficace e sicuro per raggiungere e mantenere un peso sano incoraggiando il movimento, aumentando il metabolismo, sviluppando la massa muscolare e migliorando la salute mentale. Per gli anziani che mirano alla vitalità e al benessere, lo yoga sulla sedia è una pratica preziosa perché può portare a miglioramenti significativi della salute generale se incorporato in una regolare routine di fitness.

L'importanza Di Seguire Una Dieta Equilibrata E Di Fare Esercizio Insieme

Una dieta equilibrata e un esercizio fisico regolare sono essenziali per la salute e il benessere generale, soprattutto con l'avanzare dell'età. L'esercizio fisico ci mantiene fisicamente in forma e ci aiuta a mantenerla e migliorarla, ma una dieta equilibrata fornisce al nostro corpo il nutrimento di cui ha bisogno per funzionare correttamente. Se combinati, formano una squadra estremamente forte che può aiutare gli anziani sopra i 70 anni a perdere peso e mantenere uno stile di vita sano.

Gli anziani che fanno attività fisica e mangiano in modo sano possono creare un deficit calorico, necessario per perdere peso, che è uno dei principali vantaggi di farlo. Aumentiamo di peso quando il nostro corpo immagazzina l'energia in eccesso sotto forma di grasso perché consumiamo più calorie di quelle che bruciamo. Gli anziani che mantengono una dieta sana e un regolare esercizio fisico possono ridurre il loro peso.

Mantenere la massa muscolare magra richiede anche esercizio fisico, soprattutto con l'avanzare dell'età. Con l'avanzare dell'età il nostro corpo perde gradualmente massa muscolare, il che può portare ad una diminuzione del metabolismo e ad un aumento della percentuale di grasso corporeo. Gli anziani che si impegnano in esercizi di allenamento per la forza possono essere in grado di

preservare e persino aumentare la massa muscolare, il che
può accelerare il loro metabolismo e aiutarli a perdere peso.

È stato dimostrato che l'esercizio fisico migliora la salute
generale e riduce il rischio di patologie croniche come il
diabete, le malattie cardiache e alcuni tipi di cancro.
L'esercizio frequente può migliorare la sensibilità
all'insulina, abbassare il colesterolo e abbassare la pressione
sanguigna, tutti fattori benefici per la salute generale.
L'esercizio fisico e una dieta nutriente possono agire di
concerto per ridurre ulteriormente il rischio di contrarre
alcune malattie.

Per gli anziani che desiderano migliorare la propria salute e
perdere peso, una dieta equilibrata è altrettanto importante. I
nutrienti necessari per una salute ottimale possono essere
ottenuti attraverso una dieta ricca di frutta, verdura, cereali
integrali, carni magre e grassi sani. Questi nutrienti
supportano la salute delle ossa, il sistema immunitario e la
salute generale.

Una dieta equilibrata può aiutare gli anziani a gestire il
proprio peso riducendo l'eccesso di cibo e offrendo un
apporto costante di energia. I pasti ricchi di fibre, come
quelli preparati con cereali integrali, frutta e verdura,
possono far sentire gli anziani più sazi per periodi più lunghi
e ridurre la loro propensione a sgranocchiare cibi malsani.

L'esercizio fisico e una dieta equilibrata apportano molti benefici fisici, ma possono anche migliorare il benessere mentale e generale. È stato dimostrato che l'esercizio migliora l'umore, riduce i sintomi di ansia e depressione e migliora la funzione cognitiva in generale. In combinazione con una dieta nutriente ed equilibrata, ricca di elementi costitutivi del cervello, gli anziani possono sperimentare un miglioramento della chiarezza mentale, della concentrazione e del benessere generale.

Il mantenimento a lungo termine di un peso sano è un altro vantaggio dell'esercizio fisico e di una dieta equilibrata per gli anziani. Numerose diete e piani di perdita di peso pongono l'accento sulla drastica restrizione calorica e sulle soluzioni rapide, che possono essere pericolose e insostenibili, soprattutto per le persone anziane. Seguendo una dieta equilibrata e facendo esercizio fisico regolare, gli anziani possono sviluppare abitudini sane per tutta la vita.

È importante tenere presente che il rapporto tra esercizio fisico e dieta nutriente deve essere personalizzato in base alle esigenze e alle preferenze di ciascun individuo. Prima di iniziare qualsiasi nuovo programma di fitness o nutrizione, gli anziani dovrebbero consultare un medico o un dietista qualificato, soprattutto se hanno patologie di base o restrizioni dietetiche.

Infine, una dieta ben bilanciata e un regime di esercizio fisico sono essenziali per gli anziani sopra i 70 anni che desiderano perdere peso e migliorare la propria salute generale. Gli anziani che fanno attività fisica e seguono una dieta ricca di nutrienti possono raggiungere un deficit calorico e perdere peso mantenendo la massa muscolare e l'immunità alle malattie croniche. Affinché gli anziani conducano uno stile di vita sano e attivo, devono fare esercizio fisico e seguire una dieta equilibrata.

CAPITOLO 3: INIZIARE CON LO YOGA SULLA SEDIA

Selezione Della Sedia E Dell'attrezzatura Ideali Per Lo Yoga Sulla Sedia

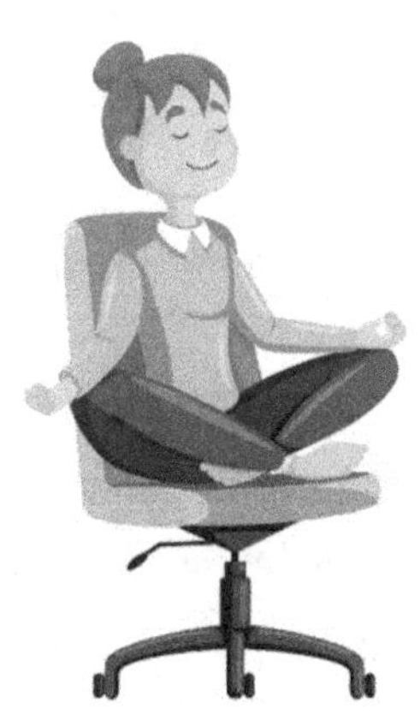

Scegliere la sedia e l'attrezzatura corrette per lo yoga sulla sedia è fondamentale per un'esperienza sicura, di successo e gioiosa. L'attrezzatura corretta può migliorare notevolmente l'esperienza dello yoga offrendo stabilità, comfort e supporto.

La sedia costituisce il fondamento della pratica dello yoga sulla sedia. Fornisce il supporto principale, consentendoti di eseguire una varietà di posizioni in modo sicuro e piacevole. La sedia perfetta ti aiuterà a mantenere un buon allineamento, equilibrio e stabilità, tutti elementi necessari per prevenire infortuni e massimizzare i benefici delle posture.

Quando scegli una sedia per Chair Yoga, considera le seguenti caratteristiche:

1. La sedia deve essere robusta e in grado di sostenere il peso senza oscillare o ribaltarsi. Evitare sedie con ruote o basi girevoli, che potrebbero essere instabili. Una sedia con una base robusta e piana e quattro gambe è perfetta.

2. Scegli una sedia con una bella seduta imbottita. L'ammortizzazione dovrebbe essere sufficientemente solida da fornire supporto ma non troppo rigida, poiché ciò potrebbe causare dolore durante sessioni prolungate. Assicurati che il sedile sia sufficientemente ampio per adattarti comodamente.

3. Una sedia con uno schienale dritto e di sostegno è fondamentale per una buona postura. Lo schienale dovrebbe fornire un sostegno sufficiente alla parte bassa della schiena senza costringerti in avanti. Le sedie con supporto lombare potrebbero essere molto utili per le persone che soffrono di lombalgia.

4. L'altezza della sedia è fondamentale. Quando sei seduto, tieni i piedi appoggiati sul pavimento e le ginocchia ad un angolo di 90 gradi. Se la sedia è troppo alta, usa un poggiapiedi o un blocco da yoga per sostenere i piedi.

5. I braccioli possono fornire ulteriore supporto e comfort, ma possono anche limitare i movimenti durante determinate

pose. Prendi in considerazione una sedia con braccioli staccabili o pieghevoli o una sedia senza braccioli per una maggiore libertà di movimento.

6. Sono preferibili sedie costruite con materiali durevoli, come legno o metallo. Evita le sedie di plastica, che potrebbero non avere la solidità e la longevità essenziali.

Sedie Adatte Alla Sedia Yoga

1. Sedie da pranzo:

Le sedie da pranzo standard sono spesso un'ottima scelta per lo yoga sulla sedia. Normalmente sono robusti, hanno la schiena dritta e sono disponibili in una varietà di altezze e design.

2. Sedie da ufficio:

Le sedie da ufficio con altezza regolabile e supporto lombare sono una valida alternativa, purché non includano ruote o base girevole. Cerca sedie da ufficio con rotelle bloccabili o, se possibile, rimuovi le ruote.

3. Sedie pieghevoli:

Le robuste sedie pieghevoli sono un'opzione utile, soprattutto se hai bisogno di preservare la tua stanza o praticare yoga in molti posti. Assicurati che la sedia pieghevole che scegli sia solida e abbia un sedile piacevole e imbottito.

4. Sedie da yoga:

Esistono sedie specializzate costruite per lo yoga sulla sedia. Queste sedie spesso includono caratteristiche aggiuntive come imbottitura extra, altezza regolabile e schienali rimovibili per consentire diverse posizioni.

Oltre alla sedia appropriata, vari accessori possono migliorare la pratica dello yoga sulla sedia offrendo ulteriore supporto e comfort:

➤ **Tappetino yoga:** Un tappetino da yoga posizionato sotto la sedia può aiutare a evitare lo scivolamento e attutire i piedi durante le posizioni in piedi o le transizioni. Scegli un tappetino abbastanza spesso da essere comodo ma abbastanza sottile da essere stabile.

➤ **Blocchi yoga:** I blocchi per lo yoga sono attrezzature flessibili che possono essere utilizzate per modificare le posture e aggiungere supporto. Possono aiutarti a raggiungere il pavimento nei piegamenti in avanti, sostenere la schiena nelle posizioni sedute o fungere da poggiapiedi se la sedia è troppo alta.

➤ **Cinghie per lo yoga:** Le cinghie da yoga possono aiutarti ad allungarti e ad allinearti correttamente nelle posture. Sono particolarmente utili per gli anziani che hanno una ridotta flessibilità e libertà di movimento. Le cinghie possono essere utilizzate per estendere la portata, sostenere le gambe in posizione seduta e aiutarti a mantenere una posa per periodi prolungati.

➢ **Cuscini e capezzali:** Cuscini e capezzali possono aiutarti a sentirti più a tuo agio e supportato durante l'allenamento. Usali per sostenere la parte bassa della schiena, siediti sopra per guadagnare altezza o appoggiali sotto le ginocchia in posizione seduta. Possono anche contribuire a rendere più piacevoli le posizioni di relax.

➢ **Bande di resistenza:** Le fasce di resistenza possono aiutarti ad aumentare la forza durante la pratica dello yoga sulla sedia. Possono essere utilizzati per migliorare il tono muscolare e aumentare l'intensità di pose specifiche. Assicurati che le fasce abbiano una resistenza adeguata al tuo livello di forma fisica.

➢ **Piccoli pesi:** Manubri leggeri o pesi da polso possono essere aggiunti alla tua routine per migliorare gli allenamenti di rafforzamento della forza. Scegli pesi ragionevoli e inizia con alternative più leggere, aumentando gradualmente il peso man mano che la tua forza aumenta.

Selezionare la sedia e l'attrezzatura adeguate per lo yoga sulla sedia è un passo importante per garantire una pratica sicura, di successo e gioiosa. Scegli una sedia solida e comoda e utilizza attrezzature di supporto per migliorare la tua esperienza di yoga e raggiungere i tuoi obiettivi di fitness e salute. Ricordati di creare una sala pratica dedicata che sia chiara, ben illuminata e confortevole in modo da poter sperimentare appieno i vantaggi dello yoga sulla sedia.

Creazione Di Un Ambiente Sicuro E Confortevole Per Lo Yoga Sulla Sedia

Fornire un ambiente sicuro e piacevole per lo yoga sulla sedia è fondamentale per garantire che gli anziani possano praticarlo in modo corretto e divertente. Un ambiente ben preparato non solo riduce il pericolo di infortuni, ma migliora anche l'intera esperienza dello yoga, rendendo più facile raccogliere i benefici fisici ed emotivi della pratica.

1. Scegliere la posizione giusta:

Il primo passo per creare un luogo sicuro e piacevole per lo yoga sulla sedia è scegliere il luogo corretto. Idealmente, questo dovrebbe essere un ambiente tranquillo con poche interruzioni. Un ambiente tranquillo favorisce l'attenzione e il rilassamento, entrambi necessari per lo yoga. Potrebbe trattarsi di una stanza separata della casa, di un angolo tranquillo nel soggiorno o anche di un'area esterna se il tempo lo consente.

2. Garantire uno spazio adeguato:

Assicurarsi che ci sia spazio adeguato attorno alla sedia per consentire un facile movimento. Gli anziani dovrebbero essere in grado di allungare le braccia e le gambe senza colpire nulla. Ciò è particolarmente critico nelle posizioni che richiedono l'estensione degli arti o la flessione laterale.

Un ambiente aperto e ordinato non solo rende la pratica più sicura, ma anche più piacevole.

3: Illuminazione adeguata:

Una buona illuminazione favorisce la sicurezza e la concentrazione. La luce naturale è buona poiché fornisce un ambiente rilassante e accogliente. Se la luce naturale non è disponibile, assicurati che la stanza sia adeguatamente illuminata con luci soffuse e ambientali. Evitare una forte illuminazione fluorescente, che può affaticare gli occhi e creare un ambiente sgradevole.

4. Selezionare la sedia giusta:

La sedia è l'attrezzatura più importante nello yoga sulla sedia. Dovrebbe essere forte e stabile, con la schiena dritta e senza ruote. Evita i sedili con braccioli, poiché potrebbero limitare la mobilità in determinate posizioni. È auspicabile una sedia con la seduta piatta e senza imbottitura; tuttavia, se si utilizza una sedia imbottita, questa deve essere solida e non sprofondare sotto il peso. L'altezza della sedia dovrebbe consentire ai piedi di appoggiarsi sul pavimento, con le ginocchia ad un angolo di 90 gradi.

5. Mantenere una temperatura confortevole:

La temperatura della stanza è un fattore importante per stabilire una piacevole esperienza yoga. L'ambiente dovrebbe essere abbastanza caldo da evitare che i muscoli si irrigidiscano, ma non così caldo da causare dolore o sudorazione eccessiva. La maggior parte delle persone ritiene che 20-22°C (68-72°F) sia una temperatura piacevole. Considera l'utilizzo di ventilatori o riscaldatori per regolare la temperatura secondo necessità.

6. Gestione del rumore e delle distrazioni:

Un ambiente tranquillo è necessario per concentrarsi e rilassarsi. Scegli un posto lontano dalle zone più trafficate della casa per ridurre il rumore di fondo. Spegni la televisione, la radio e ogni potenziale distrazione. Se il silenzio perfetto non è fattibile, prova a riprodurre musica dolce e tranquilla o suoni della natura per creare un ambiente rilassante.

7. Mantenere l'area pulita e ordinata:

Un ambiente pulito e privo di disordine non è solo più attraente ma anche più sicuro. Rimuovere eventuali pericoli di inciampo, come tappeti allentati, cavi elettrici o altro che possa essere d'intralcio. Assicurarsi che il pavimento sia pulito e asciutto per evitare scivolamenti. Un ambiente ordinato promuove una mente pulita, il che è eccellente per la pratica dello yoga.

8. Personalizzare lo spazio:

Personalizzare l'area yoga può farla sembrare più accogliente e confortevole. Considerare di includere aspetti che incoraggiano il rilassamento e l'ottimismo, come ad esempio:

➢ **Impianti:** L'aggiunta di alcune piante da interno può migliorare l'umore portando la natura dentro di sé.

➢ **Aromaterapia:** Utilizzare oli essenziali o candele profumate per creare un'atmosfera rilassante. Lavanda, camomilla ed eucalipto sono rilassanti popolari.

➢ **Articoli di ispirazione:** Posizionare fotografie, frasi o cose che ispirano e motivano può aiutare l'area a sembrare più personale e incoraggiante.

9. Garantire misure di sicurezza:

La sicurezza è fondamentale, soprattutto per gli anziani. *Ecco alcune ulteriori precauzioni di sicurezza da considerare:*

➢ **Piano di emergenza:** Preparare un piano in caso di emergenza. Assicurati che il tuo telefono sia facilmente accessibile e valuta la possibilità di avere un membro della famiglia o un custode presente durante lo studio.

➢ **Calzature adeguate:** Sebbene lo yoga sulla sedia venga comunemente praticato a piedi nudi, calzini antiscivolo o scarpe comode con una presa solida possono offrire maggiore sicurezza alle persone che si sentono traballanti.

➢ **Considerazioni sulla salute:** Fai attenzione a eventuali problemi o limiti di salute. Prima di iniziare lo yoga sulla sedia, consulta un medico sanitario e apporta le modifiche necessarie per soddisfare eventuali limitazioni fisiche.

10. Manutenzione e revisione regolari:

Infine, esamina e mantieni regolarmente l'area yoga per garantirne la sicurezza e il comfort. Ispezionare periodicamente la stabilità della sedia, lo stato degli accessori e la pulizia generale dello spazio. Apportare le modifiche necessarie per soddisfare i cambiamenti di mobilità o preferenze.

Creare un luogo sicuro e piacevole per lo yoga sulla sedia richiede un'attenta considerazione di una varietà di aspetti, che vanno dalla disposizione fisica all'intero stato d'animo. Gli anziani possono sperimentare completamente i vantaggi dello yoga sulla sedia creando un ambiente coinvolgente e

sicuro, che migliorerà la loro salute fisica, il benessere
emotivo e la qualità generale della vita.

Attività Di Riscaldamento Facili Adatte Agli Anziani

Gli anziani dovrebbero riscaldarsi adeguatamente prima di iniziare qualsiasi attività fisica, compreso lo yoga sulla sedia. Gli esercizi di riscaldamento aiutano il corpo a prepararsi per l'esercizio, migliorano il flusso sanguigno ai muscoli, aumentano la gamma di movimento e riducono il rischio di lesioni.

1. Alzare le spalle:

- Usando i piedi appoggiati a terra, siediti con la schiena dritta sulla sedia.
- Lascia che le tue braccia penzolino lungo i fianchi.
- Fai un respiro e porta le spalle alle orecchie.
- Tieni la posizione per un breve momento prima di lasciare andare e abbassare nuovamente le spalle.
- Fai qualche respiro e ripeti questo movimento, concentrandoti sul lasciare cadere le spalle.

2. Roteare le spalle:

- Usando i piedi appoggiati a terra, siediti con la schiena dritta sulla sedia.
- Lascia che le tue braccia penzolino lungo i fianchi.
- Fai un respiro e alza le spalle fino alle orecchie.

> Rilascia il respiro e fai un movimento circolare con le spalle.

> Fai qualche respiro e ripeti questo movimento prima di alternare le direzioni.

3. Allungamento del collo:

> Usando i piedi appoggiati a terra, siediti con la schiena dritta sulla sedia.

> Avvicina l'orecchio alla spalla inclinando delicatamente la testa da un lato.

> Senti la tensione sul lato del collo mentre mantieni l'allungamento per alcuni respiri.

> Continuare con il lato opposto.

> Muovi delicatamente la testa per guardare sopra una spalla, poi sull'altra, per allungare i diversi muscoli del collo.

4. Ruotare il collo in senso orario:

> Usando i piedi appoggiati a terra, siediti con la schiena dritta sulla sedia.

> Abbassa gradualmente il mento verso il petto.

> Avvicina l'orecchio alla spalla ruotando la testa da un lato.

> Continua a girare la testa con un movimento circolare, tornando al centro e poi al lato opposto.

> Fai diversi altri giri in questo modo prima di passare
ai rotoli in senso antiorario.

5. Cerchi con le spalle piegate

> Usando i piedi appoggiati a terra, siediti con la
schiena dritta sulla sedia.

> Tenendo i gomiti lungo i fianchi, piega i gomiti e
porta le mani sulle spalle.

> Fai un respiro e unisci le scapole mentre alzi i gomiti
verso il cielo.

> Espira e riporta i gomiti lungo i fianchi.

> Continua a farlo per qualche respiro, mantenendo la
colonna vertebrale dritta e le spalle rilassate.

6. Allungamenti per braccia e spalle:

> Prendi una sedia comoda con i piedi ben appoggiati
a terra.

> Estendi le braccia lateralmente, con i palmi rivolti
verso il basso, all'altezza delle spalle.

> Inspira mentre apri le braccia e senti le spalle e il
petto allungarsi.

> Espira e allunga le braccia, incrociandole davanti al
petto. Afferrare i gomiti opposti o stringere le mani.

> Dovresti sentire un allungamento nelle spalle e nella
parte superiore della schiena dopo aver mantenuto
questa posizione per 15-30 secondi.

> Fatelo ancora due o tre volte.

7. Ampia flessibilità:

> Con i piedi appoggiati sul pavimento, prendi una
> posizione seduta alta.
> Inspira mentre ti pieghi a sinistra e sollevi il braccio
> destro sopra la testa.
> Per supporto, posiziona la mano sinistra sulla coscia
> o sul sedile della sedia.
> Mantieni la posizione per 15-30 secondi o fino a
> quando il lato destro inizia ad allungarsi.
> Rilascia il respiro quando assumi la posizione di
> partenza.
> Ripeti sollevando il braccio sinistro e piegandoti a
> destra sull'altro lato.

8. Rotazione del polso in avanti:

> Prendi una sedia comoda con i piedi ben appoggiati
> a terra.
> Alza le braccia davanti a te all'altezza delle spalle,
> con i palmi rivolti verso il basso.
> Inizia a girare i polsi in senso orario.
> Ruota i polsi in senso antiorario per altri 10-15
> secondi dopo aver ripetuto per 10-15 secondi.

➢ Mentre i polsi e gli avambracci sono leggermente tesi, concentrati sul mantenere il movimento fermo e fluido.

➢ Per allentare la tensione e migliorare la mobilità del polso, ripetere se necessario.

Esercizi Di Rilassamento Delicati Adatti Agli Anziani

1. Stretching mucca-gatto seduto:

> - Prendi una sedia comoda con le mani appoggiate sulle ginocchia e i piedi appoggiati a terra.
> - Fai un respiro profondo, solleva il petto, inarca la schiena e guarda il soffitto (posizione della mucca).
> - Espira lentamente, appoggiando il mento al petto e avvicinando l'ombelico alla colonna vertebrale per creare la posa del gatto.
> - Continua a alternare tra le pose della Mucca e del Gatto, coordinando il tuo respiro con ciascuna di esse.
> - Ripeti più volte prestando attenzione ai tuoi movimenti e concentrandoti sull'allungamento lungo la colonna vertebrale.

2. Sedia allungabile sopra:

> - Con i piedi appoggiati a terra e la colonna vertebrale estesa, siediti con la schiena eretta sulla sedia.
> - Inspira profondamente e alza le braccia al cielo, allungandole verso il cielo.
> - Per estendere il corpo, intreccia le dita e alza le mani verso il cielo.

➢ Mantieni un allungamento moderato lungo i fianchi mantenendo le spalle sciolte e lontane dalle orecchie.

➢ Mantieni la posa per 20-30 secondi mentre fai respiri profondi e costanti.

➢ Espira e riporta le braccia lungo i fianchi.

3. Allunga i tricipiti:

➢ Prendi una sedia comoda con i piedi ben appoggiati a terra.

➢ Allunga il braccio destro verso l'alto mentre lo fai.

➢ Porta la mano destra al centro della parte superiore della schiena mentre pieghi il gomito destro.

➢ Per migliorare l'allungamento dei tricipiti, afferra leggermente il gomito destro con la mano sinistra ed esercita pressione.

➢ Mantieni la posa per 20-30 secondi mentre fai respiri profondi e costanti.

➢ Alza il braccio sinistro sopra la testa e piega il gomito sinistro per allungare il tricipite sinistro. Quindi, ripeti l'allungamento sull'altro lato.

4. Stretching dello schienale sulla sedia:

➢ Con i piedi appoggiati a terra e la colonna vertebrale estesa, siediti con la schiena eretta sulla sedia.

➢ Alza le braccia davanti a te all'altezza delle spalle intrecciando le dita.

➢ Fai un respiro profondo, piega la schiena, allunga le braccia e appoggia il mento sul petto.

➢ Allunga leggermente la parte superiore della schiena e lo spazio tra le scapole.

➢ Mantenendo l'allungamento per 20-30 secondi, fai respiri profondi e costanti.

➢ Rilascia l'allungamento e fai un respiro profondo prima di sederti di nuovo dritto.

5. Allungamento dei piccioni sulle sedie:

➢ Con i piedi ben appoggiati a terra, siediti comodamente. Piega il piede destro per proteggere il ginocchio incrociando la caviglia destra sopra il ginocchio sinistro.

➢ Per estendere l'allungamento, premi delicatamente verso il basso il ginocchio destro mantenendo il petto sollevato e la colonna vertebrale estesa.

➢ I glutei e l'anca esterna della gamba destra dovrebbero sentirsi allungati.

➢ Mantenendo l'allungamento per 20-30 secondi, fai respiri profondi e costanti.

➢ Estendi l'anca e il gluteo sinistro incrociando la caviglia sinistra sopra il ginocchio destro e ripetendo l'allungamento sul lato opposto.

**Il significato delle sequenze di recupero dello Yoga sulla

sedia**

Qualsiasi pratica di Chair Yoga deve includere sequenze di defaticamento perché facilitano la transizione naturale del corpo dall'attività al riposo. Nello yoga sulla sedia, le sequenze di raffreddamento sono essenziali per i seguenti motivi principali:

1. **Migliora il recupero:** Dopo una pratica yoga, una sequenza di defaticamento aiuta il corpo a ritornare gradualmente alla postura di riposo, alleviando il dolore e la rigidità dei muscoli.

2. **Diminuisce il rischio di lesioni:** Abbassando la pressione sanguigna e la frequenza cardiaca, il raffreddamento può ridurre il rischio di lesioni o vertigini che possono derivare dall'interruzione improvvisa dell'attività fisica.

3. **Aumenta la flessibilità:** Soprattutto per gli anziani, lo stretching durante la fase di recupero contribuisce al mantenimento e allo sviluppo della flessibilità, essenziale per la mobilità generale e la salute delle articolazioni.

4. **Calmante mentale:** Nelle sequenze di raffreddamento, vengono spesso utilizzati esercizi di respirazione e

tecniche di rilassamento per aiutare a calmare la mente, rilasciare la tensione e migliorare il benessere generale.

5. **Migliora la circolazione:** Gli allungamenti e i movimenti leggeri durante il defaticamento possono aiutare a migliorare la circolazione sanguigna, facilitando la rimozione delle scorie dai muscoli e accelerando la guarigione.

In generale, incorporare una sequenza di recupero nella pratica dello yoga sulla sedia migliorerà la tua salute generale, massimizzerà la tua pratica e garantirà un'esperienza confortevole e sicura.

CAPITOLO 4: ESERCIZI DI YOGA SULLA SEDIA PER ANZIANI

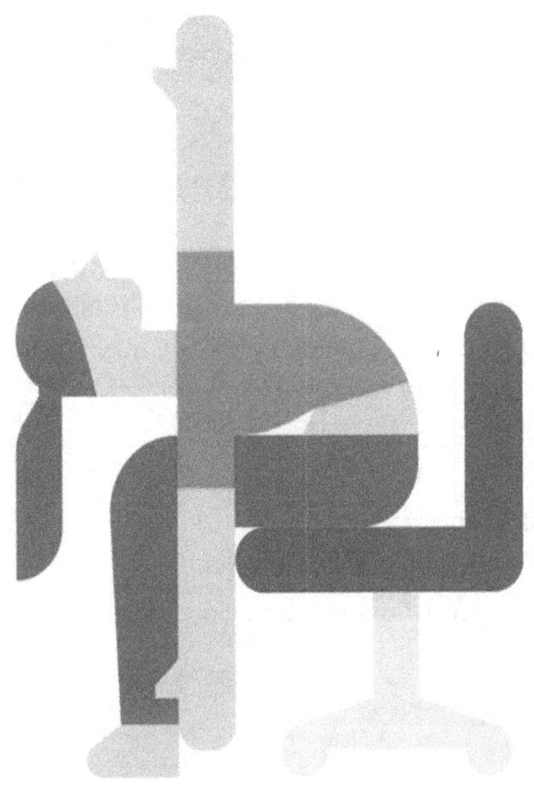

A. PRATICHE DI YOGA SULLA SEDIA

1. Posizione della barca (Navasana)

i. Sedersi sul bordo della sedia, con i piedi appoggiati sul pavimento, le mani afferrate ai lati.

ii. Usa i muscoli centrali per sollevare con attenzione un piede da terra, poi l'altro, portando le ginocchia al petto.

iii. Per mantenere l'equilibrio, estendi le braccia parallelamente al pavimento con i palmi rivolti l'uno verso l'altro.

iv. Mantieni questa posizione per 3-5 respiri, mantenendo la colonna vertebrale dritta.

v. Abbassa delicatamente i piedi a terra e rilassati.

Benefici:

➢ Rafforzamento del core e miglioramento dell'equilibrio e della stabilità.

➢ Coinvolge i flessori dell'anca e la parte bassa della schiena.

2. Posa di preghiera (Anjali mudra)

i. Siediti comodamente con la schiena dritta e i piedi appoggiati sul pavimento.

ii. Forma una posizione di preghiera unendo i palmi delle mani davanti al petto, con le dita rivolte verso l'alto.

iii. Premi saldamente i palmi delle mani insieme, mantenendo i gomiti rilassati.

iv. Chiudi gli occhi e fai respiri profondi mentre ti concentri sull'allungamento del petto e delle spalle.

v. Mantieni questa posizione per 5-10 respiri.

Benefici:

➤ Migliora la concentrazione e la consapevolezza.

➤ Allunga il petto e le spalle.

➤ Incoraggia un senso di calma e relax.

3. Cerchi delle spalle

i. Siediti con la schiena dritta, i piedi appoggiati sul pavimento, le braccia rilassate lungo i fianchi.

ii. Solleva gradualmente le spalle verso le orecchie, quindi ruotale avanti e indietro con un movimento circolare.

iii. Ripeti questo movimento 5-10 volte in direzione opposta.

iv.   Invertire la direzione ruotando le spalle in avanti 5-
        10 volte.

Benefici:

➤ Riduce lo stress su spalle e collo.

➤ Aumenta la mobilità e la flessibilità delle spalle.

➤ Migliora la circolazione sanguigna nella parte
  superiore del corpo.

4. Torsione laterale (Ardha Matsyendrasana)

i.   Sedersi lateralmente sulla sedia, con il lato destro
       rivolto all'indietro.
ii.   Metti le mani sullo schienale della sedia per
       sostenerti.
iii.   Inspira profondamente, quindi espira ruotando il
       busto verso destra, usando le mani per intensificare
       la torsione.
iv.   Mantieni la colonna vertebrale dritta e le spalle
       rilassate.
v.   Mantieni la torsione per 3-5 respiri prima di tornare
       lentamente alla posizione iniziale.
vi.   Ripeti sul lato opposto.

Benefici:

➤ Migliora la flessibilità della colonna vertebrale.

➤ Migliora la digestione.

➤ Allevia la rigidità della parte bassa della schiena.

5. Posizione di piegamento (Uttanasana)

i. Sedersi sul bordo della sedia, con i piedi alla larghezza dei fianchi, appoggiati sul pavimento.

ii. Inspira profondamente e mentre espiri, inclina i fianchi in avanti, portando le mani sul pavimento.

iii. Lascia riposare la testa e il collo poiché la gravità aiuta l'allungamento.

iv. Rimani nella posa per 5-10 respiri, sentendo l'allungamento della schiena e dei muscoli posteriori della coscia.

v. Arrotolare gradualmente fino alla posizione seduta, una vertebra alla volta.

Benefici:

➤ Allungamento della schiena e dei muscoli posteriori della coscia.

➤ Calma la mente.

➤ Riduce lo stress e la stanchezza.

6. Cobra con affondo basso (Anjaneyasana + Bhujangasana)

i. Sedersi sul bordo della sedia, il piede destro appoggiato sul pavimento, il ginocchio sinistro piegato e il piede sinistro appoggiato sulle dita dei piedi.

ii. Metti le mani sul ginocchio destro per supporto.

iii. Inspira profondamente e mentre espiri, piegati lentamente in avanti verso la gamba destra, sperimentando un allungamento nel flessore dell'anca sinistra.

iv. Per la variante Cobra, appoggia le mani sui lati della sedia e inarca gradualmente la schiena, sollevando il petto fino al soffitto.

v. Mantieni la posizione per 3-5 respiri prima di cambiare gamba e ripetere.

Benefici:

➤ Allunga i flessori dell'anca e i quadricipiti.

➤ Apre il torace e aumenta la flessibilità della colonna vertebrale.

➤ Migliora la postura generale e l'equilibrio.

7. Allungamento laterale

i. Sedersi comodamente sul bordo della sedia, con i piedi appoggiati sul pavimento e la schiena dritta.

ii. Alza il braccio destro verso l'alto, appoggiando la mano sinistra sulla sedia per supporto.

iii. Inspira profondamente e, mentre rilasci, piegati leggermente a sinistra per estendere il lato destro.

iv. Mantieni l'allungamento per 3-5 respiri, sentendo l'allungamento sul tuo fianco.

v. Ritorna alla posizione iniziale e ripeti dal lato opposto.

Benefici:

- ➢ Allunga il lato del corpo.
- ➢ Migliora la flessibilità e la postura della colonna vertebrale.

8. Gatto-Mucca (Marjaryasana - Bitilasana)

i. Siediti comodamente con i piedi appoggiati a terra e le mani appoggiate sulle ginocchia.

ii. Inspira profondamente, inarca la schiena e solleva il petto e la testa verso il soffitto (posizione della mucca).

iii. Espira, gira la schiena, abbassa il mento sul petto e porta l'ombelico nella colonna vertebrale (posizione del gatto).

iv. Alterna la posa della mucca a quella del gatto ad ogni respiro, muovendoti delicatamente e con attenzione.

v. Ripeti 5-10 volte.

Benefici:

- ➢ Aumenta la flessibilità della colonna vertebrale.
- ➢ Migliora la coordinazione e l'equilibrio.

> Allevia la rigidità della schiena e del collo.

9. Estensioni delle gambe assistite

i. Sedersi sul bordo della sedia, con la schiena dritta e i piedi appoggiati sul pavimento.
ii. Estendi la gamba destra davanti a te, mantenendo il piede flesso.
iii. Per ulteriore supporto, metti le mani sotto le cosce.
iv. Inspira, quindi espira lentamente sollevando la gamba destra a pochi centimetri da terra.
v. Trattenere la posizione per 3-5 respiri prima di abbassare nuovamente la gamba.
vi. Ripeti con l'altra gamba.

Benefici:

> Rafforza i quadricipiti e i flessori dell'anca.
> Migliora la flessibilità delle gambe.
> Migliora l'equilibrio e la coordinazione.

10. Flessione del piede

i. Sedersi comodamente, con la schiena dritta, i piedi appoggiati sul pavimento.
ii. Estendi la gamba destra davanti a te mantenendo il tallone sul pavimento.
iii. Fletti il piede avvicinando le dita dei piedi verso lo stinco, quindi allontanandole da te.

iv.   Continua alternando la flessione e il puntamento del piede per 10-15 volte.

v.   Ripeti con l'altra gamba.

Benefici:

- ➢ Migliora la flessibilità e la forza della caviglia.
- ➢ Migliora la circolazione sanguigna nella parte inferiore delle gambe.
- ➢ Riduce la rigidità del piede e della caviglia.

11. Braccia di cactus

i.   Sedersi con la schiena dritta e i piedi appoggiati a terra.

ii.   Estendi le braccia lateralmente all'altezza delle spalle, piegando i gomiti formando un angolo di 90 gradi (come un cactus).

iii.   Inspira profondamente e mentre espiri, unisci le scapole per aprire il petto.

iv.   Mantieni la posizione per 3-5 respiri, quindi rilassa e abbassa le braccia.

v.   Ripeti 5-10 volte.

Benefici:

> Apre il petto e le spalle.
> Rafforza la parte superiore della schiena.
> Migliora la postura e la respirazione.

12. Posa ruotata (Parivrtta Sukhasana)

i. Sedersi comodamente sul bordo della sedia, con i piedi appoggiati al pavimento e la schiena dritta.

ii. Appoggia la mano destra sul ginocchio sinistro e la mano sinistra sullo schienale della sedia.

iii. Inspira profondamente e mentre espiri, ruota lentamente il busto verso sinistra, guardando oltre la spalla.

iv. Mantieni la torsione per 3-5 respiri mantenendo la colonna vertebrale estesa.

v. Ritorna alla posizione iniziale e ripeti dal lato opposto.

Benefici:

> Allunga la colonna vertebrale e le spalle.
> Migliora la flessibilità della colonna vertebrale.
> Favorisce la digestione e la pulizia.

13. Stretching del piccione (Eka Pada Rajakapotasana modificato)

i. Sedersi sul bordo della sedia, con i piedi appoggiati sul pavimento.

ii. Solleva la gamba destra, quindi appoggia la caviglia destra sul ginocchio sinistro per formare una figura a quattro.

iii. Tieni la schiena dritta e premi delicatamente il ginocchio destro per aumentare l'allungamento.

iv. Fai 3-5 respiri e senti l'allungamento dei fianchi e dei glutei.

v. Ripeti per l'altro lato.

Benefici:

➢ Apre i fianchi.

➢ Allunga i glutei e il piriforme.

➢ Migliora la flessibilità dell'anca.

14. Mani in alto (Urdhva Hastasana)

i. Sedersi con la schiena dritta e i piedi appoggiati a terra.

ii. Inspira profondamente e mentre espiri alza le braccia sopra la testa mantenendo le spalle rilassate.

iii. Intreccia le dita e alza i palmi delle mani, estendendo le braccia verso il soffitto.

iv. Fai 3-5 respiri profondi, notando come si allungano la colonna vertebrale e le braccia.

v. Abbassa lentamente le braccia.

Benefici:

➤ Allunga la colonna vertebrale e le braccia.

➤ Aumenta la flessibilità delle spalle.

➤ Migliora la postura generale.

15. Affondo alto (Uttita Ashwa Sanchalanasana)

i. Sedersi sul bordo della sedia con il piede destro appoggiato sul pavimento e la gamba sinistra distesa all'indietro, con le dita dei piedi infilate sotto.

ii. Metti le mani sul ginocchio destro per supporto.

iii. Inspira profondamente, quindi piegati leggermente in avanti mentre espiri, avvertendo un allungamento nel flessore dell'anca sinistra.

iv. Mantieni la posizione per 3-5 respiri, mantenendo la colonna vertebrale dritta.

v. Ritorna alla posizione iniziale e ripeti dal lato opposto.

Benefici:

➤ Allunga i flessori dell'anca e le cosce.

➤ Migliora l'equilibrio e la stabilità.

> ➢ Rafforza le gambe.

16. Posizione del guerriero (Virabhadrasana)

i. Sedersi lateralmente sulla sedia, con il lato destro rivolto all'indietro.
ii. Estendi la gamba sinistra lateralmente mantenendo il ginocchio destro piegato con un angolo di 90 gradi.
iii. Alza le braccia parallele al pavimento, con i palmi rivolti verso il basso.
iv. Inspira profondamente, quindi espira mentre coinvolgi il core e allunghi le braccia, sperimentando l'allungamento delle gambe e del corpo.
v. Mantieni la posizione per 3-5 respiri prima di cambiare lato.

Benefici:

> ➢ Rafforza le gambe e il core.
> ➢ Migliora l'equilibrio e la stabilità.
> ➢ Apre i fianchi e il petto.

17. Posizione del guerriero umile (Baddha Virabhadrasana)

i. Sedersi lateralmente sulla sedia, con il lato destro rivolto all'indietro.
ii. Estendi la gamba sinistra lateralmente mantenendo il ginocchio destro piegato con un angolo di 90 gradi.

iii.   Incrocia le dita dietro la schiena e raddrizza le braccia.

iv.   Inspira profondamente, poi espira piegandoti in avanti dai fianchi, portando il petto verso la coscia destra.

v.   Fai 3-5 respiri e senti l'allungamento delle spalle e delle gambe.

vi.   Ritorna alla posizione di partenza e scambia i lati.

Benefici:

➢ Allunga spalle e petto.

➢ Rafforza le gambe.

➢ Migliora la flessibilità generale.

18. Il sole respira

i.   Siediti comodamente con la schiena dritta e i piedi appoggiati sul pavimento.

ii.   Inspira profondamente, quindi espira sollevando le braccia sopra la testa, con i palmi rivolti l'uno verso l'altro.

iii.   Mentre inspiri di nuovo, riporta le braccia lungo i fianchi.

iv.   Ripeti questo movimento 5-10 volte, abbinando il respiro al movimento.

Benefici:

> ➢ Incoraggia la respirazione profonda e mirata.
> ➢ Allunga le braccia e le spalle
> ➢ Rilassa la mente e allevia la tensione.

19. Paracollo

i. Siediti con la schiena dritta e i piedi appoggiati a terra.
ii. Abbassa il mento sul petto, rilassando il collo.
iii. Sposta lentamente la testa verso destra, avvicinando l'orecchio destro alla spalla destra.
iv. Continua il cerchio, tirando la testa indietro e poi a sinistra per formare un cerchio completo.
v. Ripeti questo movimento 3-5 volte in ciascuna direzione, muovendoti lentamente e deliberatamente.

Benefici:

> ➢ Riduce la rigidità del collo e delle spalle.
> ➢ Migliora la flessibilità del collo.
> ➢ Migliora il rilassamento e diminuisce lo stress.

B. ESERCIZI DI TONIFICAZIONE MUSCOLARE

1. Sollevamenti delle gambe

i. Siediti sul bordo della sedia con la schiena dritta e i piedi appoggiati sul pavimento.

ii. Estendi la gamba destra davanti a te, mantenendo il piede flesso.

iii. Inspira e mentre espiri solleva la gamba destra di qualche centimetro da terra, contraendo i muscoli della coscia.

iv. Mantieni la posizione per 3-5 respiri, quindi abbassa nuovamente la gamba.

v. Ripeti sull'altra gamba.

Benefici:

➤ Rafforza i quadricipiti e i flessori dell'anca

➤ Migliora la flessibilità delle gambe

➤ Migliora l'equilibrio e la coordinazione

2. Squat alla sedia

i. Mettiti di fronte alla sedia con i piedi divaricati alla larghezza dei fianchi.

ii. Inspira profondamente e mentre espiri, piega le ginocchia e abbassa i fianchi verso la sedia come se volessi sederti, ma fermati appena prima di toccare la sedia.

iii. Trattieni la posizione per un momento, poi inspira e rialzati.

iv. Ripeti 10-15 volte.

Benefici:

> Rafforza le cosce, i glutei e il core
> Migliora l'equilibrio e la stabilità
> Migliora la forza complessiva delle gambe

3. Sollevamenti del polpaccio

i. Mettiti dietro la sedia, tenendo lo schienale per sostenerti.

ii. Inspira profondamente e mentre espiri solleva i talloni da terra, sollevandoti sugli avampiedi.

iii. Mantieni la posizione per 1-2 secondi, quindi abbassa nuovamente i talloni.

iv. Ripeti 10-15 volte.

Benefici:

> Rafforza i muscoli del polpaccio
> Migliora l'equilibrio e la coordinazione
> Migliora la flessibilità della caviglia

4. Sollevamenti alternativi dei polpacci

i. Mettiti dietro la sedia, tenendo lo schienale per sostenerti.

ii. Solleva il tallone destro da terra, sollevandolo sulla pianta del piede destro mantenendo il tallone sinistro sul pavimento.

iii. Abbassa il tallone destro e contemporaneamente solleva il tallone sinistro.

iv. Continua alternando destra e sinistra per 10-15 ripetizioni per lato.

Benefici:

➤ Rafforza i muscoli del polpaccio
➤ Migliora l'equilibrio e la coordinazione
➤ Migliora la flessibilità della caviglia

5. Backlift con una gamba nella posizione della montagna (Tadasana con sollevamento delle gambe)

i. Mettiti dietro la sedia, tenendo lo schienale per sostenerti.

ii. Stai in piedi con i piedi alla larghezza dei fianchi e coinvolgi il tuo core.

iii. Inspira profondamente e mentre espiri solleva la gamba destra indietro senza piegare il ginocchio, mantenendo il piede flesso.

iv.   Mantieni la posizione per 3-5 respiri, quindi abbassa nuovamente la gamba.

v.   Ripeti sull'altra gamba.

Benefici:

> Rafforza i glutei e i muscoli posteriori della coscia
> Migliora l'equilibrio e la stabilità
> Migliora la forza complessiva delle gambe

6. Gamba per lo spostamento della sedia

i.   Siediti comodamente sul bordo della sedia con i piedi appoggiati sul pavimento.

ii.   Solleva leggermente il piede destro da terra e trascinalo in avanti di qualche centimetro.

iii.   Solleva leggermente il piede sinistro da terra e trascinalo in avanti per incontrare il piede destro.

iv.   Continua a mescolare i piedi avanti e indietro per 10-15 ripetizioni.

Benefici:

> Migliora la coordinazione e la mobilità delle gambe
> Migliora il fitness cardiovascolare
> Rafforza la parte inferiore del corpo

7. Curl (curl per bicipiti con pesi)

i. Sedersi comodamente con la schiena dritta e i piedi appoggiati sul pavimento, tenendo un peso leggero in ciascuna mano.

ii. Inspira profondamente e mentre espiri porta i pesi verso le spalle, piegandoti ai gomiti.

iii. Trattenete la posizione per un momento, poi inspirate e abbassate nuovamente i pesi.

iv. Ripeti 10-15 volte.

Benefici:

➢ Rafforza i bicipiti

➢ Migliora la flessibilità del braccio

➢ Migliora la forza complessiva della parte superiore del corpo

8. Toe Toe seduti

i. Siediti comodamente sul bordo della sedia con la schiena dritta e i piedi appoggiati sul pavimento.

ii. Solleva leggermente il piede destro da terra e tocca le dita dei piedi sul pavimento di fronte a te.

iii. Solleva leggermente il piede sinistro da terra e tocca le dita dei piedi sul pavimento di fronte a te.

iv. Continua ad alternare i colpi sulle punte per 10-15 ripetizioni per lato.

Benefici:

> - Migliora la coordinazione del piede e della caviglia
> - Migliora la flessibilità delle gambe
> - Promuove la circolazione sanguigna nella parte inferiore delle gambe

9. Ginocchio al naso

i. Siediti comodamente sul bordo della sedia con la schiena dritta e i piedi appoggiati sul pavimento.
ii. Inspira profondamente e mentre espiri solleva il ginocchio destro verso il naso, incurvando leggermente la schiena.
iii. Mantieni la posizione per un momento, quindi abbassa nuovamente la gamba.
iv. Ripeti dall'altra parte.

Benefici:

> - Rafforza i flessori del core e dell'anca
> - Migliora la flessibilità della schiena
> - Migliora l'equilibrio generale e la coordinazione

10. Flessioni sulle gambe

   i.   Siediti comodamente con la schiena dritta e i piedi appoggiati sul pavimento.

  ii.   Estendi la gamba destra davanti a te, mantenendo il piede flesso.

 iii.   Metti le mani sulla coscia destra e premi delicatamente verso il basso, creando resistenza.

 iv.   Mantieni la posizione per 3-5 respiri, quindi rilascia.

  v.   Ripeti sull'altra gamba.

Benefici:

➤ Rafforza i quadricipiti e i flessori dell'anca

➤ Migliora la flessibilità delle gambe

➤ Migliora la forza complessiva delle gambe

11. Curl dei tendini del ginocchio in piedi

   i.   Mettiti dietro la sedia, tenendo lo schienale per sostenerti.

  ii.   Inspira profondamente e mentre espiri, piega il ginocchio destro, portando il tallone verso i glutei.

 iii.   Mantieni la posizione per un momento, quindi abbassa nuovamente la gamba.

 iv.   Ripeti sull'altra gamba.

Benefici:

- ➤ Rafforza i muscoli posteriori della coscia
- ➤ Migliora la flessibilità delle gambe
- ➤ Migliora l'equilibrio e la coordinazione

C. ESERCIZI CARDIO

1. Calcio e pugno da seduti

   i.   Sedersi sul bordo della sedia, con la schiena dritta e i piedi appoggiati sul pavimento.

   ii.   Allunga la gamba destra davanti a te, flettendo il piede.

   iii.   Dai un pugno in avanti con il pugno sinistro.

   iv.   Ritorna alla posizione di partenza e cambia gamba, calciando con la gamba sinistra e colpendo con il pugno destro.

   v.   Ripeti 10-15 volte per lato, alternando calci e pugni.

Benefici:

> Migliora la forma fisica cardiovascolare.

> Rafforza le gambe e le braccia.

> Aumenta la coordinazione e l'agilità.

2. Seduto a marzo

   i.   Sedersi comodamente sul bordo della sedia, con la schiena dritta e i piedi appoggiati sul pavimento.

   ii.   Solleva il ginocchio destro verso il petto e abbassalo indietro.

   iii.   Solleva il ginocchio sinistro verso il petto e poi abbassalo nuovamente.

iv. Continua ad alternare le ginocchia in un movimento di marcia per 1-2 minuti.

Benefici:

> ➢ Promuove la salute cardiovascolare.
> ➢ Rafforza le gambe e il core, migliorando la coordinazione e l'equilibrio.

3. Torsione del busto

i. Siediti sul bordo della sedia, con i piedi appoggiati sul pavimento e le mani sulle cosce.

ii. Inspira profondamente e mentre espiri, ruota il busto verso destra, appoggiando la mano sinistra sulla coscia destra e la mano destra sullo schienale della sedia per supporto.

iii. Mantieni la torsione per 3-5 respiri prima di tornare al centro.

iv. Ripeti sul lato sinistro.

Benefici:

> ➢ Migliora la flessibilità della colonna vertebrale.
> ➢ Migliora la digestione.
> ➢ Rilascia lo stress nella schiena e nelle spalle.

4. L e calcio

i.   Sedersi sul bordo della sedia, con la schiena dritta e i piedi appoggiati sul pavimento.

ii.   Estendi la gamba destra davanti a te, mantenendo il piede flesso.

iii.   Solleva la gamba destra, creando una forma a "L" con il tuo corpo.

iv.   Mantieni la posizione a "L" e calcia la gamba di lato.

v.   Abbassa la gamba e ripeti dal lato opposto.

Benefici:

- Rafforza i flessori dell'anca e i quadricipiti.
- Aumenta la flessibilità delle gambe.
- Migliora la coordinazione e l'equilibrio.

5. Pugni incrociati

i.   Sedersi sul bordo della sedia, con i piedi appoggiati al pavimento e la schiena dritta.

ii.   Estendi il braccio destro lungo il corpo verso sinistra, colpendo con il pugno destro.

iii.   Ritorna alla posizione iniziale e sferra un pugno al braccio sinistro sul lato destro.

iv.   Ripeti i pugni alternati per 10-15 volte per lato.

Benefici:

- ➤ Rafforza le braccia e le spalle.
- ➤ Migliora la forma fisica cardiovascolare.
- ➤ Migliora la coordinazione e l'agilità.

6. Montanti delle Stelle

i. Sedersi sul bordo della sedia, con la schiena dritta e i piedi appoggiati sul pavimento.

ii. Estendi il braccio destro verso il soffitto, quindi abbassa il pugno con un movimento di montante verso il fianco sinistro.

iii. Ritorna alla posizione di partenza e ripeti con il braccio sinistro, prima estendendolo e poi colpendo verso l'anca destra.

iv. Esegui 10-15 ripetizioni per lato.

Benefici:

- ➤ Rafforza le braccia e le spalle.
- ➤ Migliora la coordinazione della parte superiore del corpo.
- ➤ Migliora la forma fisica cardiovascolare.

7. Farfalla

   i.   Sedersi sul bordo della sedia, con la schiena dritta e i piedi appoggiati sul pavimento.

  ii.   Unisci le piante dei piedi e premi delicatamente le ginocchia sul pavimento.

 iii.   Tieni i piedi tra le mani e sbatti delicatamente le ginocchia su e giù come ali di farfalla.

 iv.   Continuare per 30-60 secondi.

Benefici:

- Allungando l'interno coscia.
- migliora la flessibilità dell'anca.
- Rilascia lo stress nella zona inguinale.

8. Esci e premi

   i.   Sedersi sul bordo della sedia, con la schiena dritta e i piedi appoggiati sul pavimento.

  ii.   Estendi il piede destro di lato e forza le braccia in avanti, come se stessi spingendo via qualcosa.

 iii.   Ritorna alla posizione iniziale, quindi ripeti con il piede e le braccia sinistri.

 iv.   Esegui 10-15 ripetizioni per lato.

Benefici:

- ➢ Rafforza le gambe e le braccia.
- ➢ Migliora la coordinazione e l'equilibrio.
- ➢ Migliora la forma fisica cardiovascolare.

CAPITOLO 5: INCLUDERE LO YOGA SULLA SEDIA NELLE ATTIVITÀ QUOTIDIANE

Gli anziani che hanno più di 70 anni e desiderano migliorare la propria salute e il proprio benessere potrebbero trovare utile incorporare lo yoga sulla sedia nella loro pratica regolare. Trovare il tempo e la motivazione per iniziare un nuovo passatempo, tuttavia, potrebbe essere difficile. Di seguito sono riportate alcune idee su come gli anziani possono includere con successo lo yoga sulla sedia nella loro routine quotidiana:

1. **Stabilisci obiettivi realistici:** Gli anziani che praticano lo yoga sulla sedia dovrebbero iniziare fissando obiettivi ragionevoli per se stessi. Potrebbe essere semplice come impegnarsi quotidianamente a praticare per dieci minuti. Gli anziani rimarranno interessati e troveranno lo yoga sulla sedia più tollerabile se hanno obiettivi realistici.

2. **Stabilisci una routine:** Attenersi a un programma di yoga sulla sedia potrebbe essere reso più semplice in questo modo. Gli anziani dovrebbero scegliere un momento della giornata in cui è più probabile che si dedichino costantemente alla loro pratica. Lo yoga sulla sedia può diventare un'abitudine se stabilisci un

determinato orario per praticarlo, ad esempio prima di andare a letto, durante una pausa pomeridiana o al mattino presto.

3. **Inizia lentamente:** Gli anziani dovrebbero dedicarsi allo yoga sulla sedia come parte della loro routine. Per prevenire affaticamento e infortuni, inizia con sessioni brevi e aumenta progressivamente la durata e l'intensità della pratica.

4. **Seleziona un sito appropriato:** Per praticare lo yoga sulla sedia, gli anziani devono disporre di uno spazio accogliente e sicuro. Potrebbe trattarsi di un angolo tranquillo del soggiorno, di un'area esterna se il tempo lo permette o anche di un'area per esercizi separata. Avere uno spazio designato potrebbe aiutare gli anziani ad adottare il giusto stato d'animo per la loro professione.

5. **Usa promemoria:** L'impostazione di un promemoria potrebbe aiutare gli anziani a ricordarsi di praticare lo yoga sulla sedia. Un membro della famiglia o un assistente potrebbe aver lasciato un biglietto sul frigorifero, attivato un allarme sul telefono o inviato un promemoria. Potrebbe essere utile ricordare alle persone di fare regolarmente yoga sulla sedia.

6. **Rendilo divertente:** Gli anziani dovrebbero cercare di divertirsi facendo yoga sulla sedia. Ciò può includere esercitarsi in un ambiente con una bella vista, utilizzare

oli essenziali o ascoltare musica rilassante. Gli anziani che praticano regolarmente lo yoga sulla sedia potrebbero trovarlo più divertente se reso piacevole per loro.

7. **Incorporalo nelle attività quotidiane:** Gli anziani che praticano regolarmente lo yoga sulla sedia potrebbero trovarlo più conveniente. Potrebbero fare yoga sulla sedia prima di andare a letto, durante una pausa al lavoro o mentre guardano la TV. Potrebbe non essere così fastidioso se lo yoga sulla sedia potesse essere incluso nelle routine regolari.

8. **Rimani flessibile:** Quando praticano lo yoga sulla sedia, gli anziani dovrebbero mantenere la loro flessibilità. In determinati giorni potrebbero non essere in grado di allenarsi a causa di precedenti impegni o malattie. Gli anziani dovrebbero trattarsi equamente e astenersi dal sentirsi male se perdono un giorno. L'obiettivo è tornare alla routine il più velocemente possibile.

9. **Cerca supporto:** Per rimanere responsabili e motivati, gli anziani potrebbero chiedere aiuto ad amici, familiari o operatori sanitari. Sarà molto più probabile che si attengano a una routine di yoga sulla sedia se hanno un partner con cui esercitarsi o qualcuno con cui verificare i loro progressi.

10. Festeggia il progresso: Infine, gli anziani dovrebbero riconoscere i loro progressi e successi lungo il percorso. Riconoscere e applaudire i successi nello yoga sulla sedia, come padroneggiare una nuova posa, diventare più flessibili o semplicemente sentirsi più a proprio agio, può mantenere gli anziani ispirati e impegnati nella loro pratica.

Gli anziani possono includere con successo lo yoga sulla sedia nella loro routine quotidiana e beneficiare di tutti i suoi numerosi benefici per il loro benessere fisico, mentale ed emotivo impiegando queste strategie.

Integrazione Di Movimenti Fluidi Per Aumentare L'energia E La Circolazione

I movimenti fluidi sono una caratteristica cruciale dello Chair Yoga, che migliora l'energia e la circolazione, soprattutto per gli anziani (oltre i 70 anni). Questi movimenti, che di solito sono delicati e continui, aiutano a migliorare il flusso sanguigno, la gamma di movimento e la vitalità.

Lo yoga sulla sedia è noto per i suoi movimenti aggraziati e fluidi che rendono semplice per il corpo passare da una postura a quella successiva. È particolarmente utile per le persone anziane che potrebbero essere rigide o avere movimenti limitati poiché questo movimento continuo aiuta a sciogliere muscoli e articolazioni tesi.

Uno dei principali vantaggi dei movimenti fluidi è l'aumento della circolazione. Il movimento del corpo aumenta il flusso sanguigno, che migliora l'apporto di nutrimento e ossigeno ai muscoli e agli organi. Non solo una migliore circolazione favorisce la salute generale, ma aiuta anche il corpo a liberarsi delle scorie e delle tossine, il che porta ad una migliore disintossicazione e ad una sensazione di maggiore energia.

Inoltre, i movimenti fluidi aumentano la vitalità energizzando il corpo e la mente. La natura ripetuta di questi movimenti favorisce il rilassamento e riduce lo stress calmando il sistema nervoso. Di conseguenza, le persone anziane potrebbero sperimentare un aumento di energia e rinnovamento, che migliorerebbe il loro senso generale di benessere.

La capacità di allenamenti fluidi per migliorare la gamma di movimento e la flessibilità è un ulteriore vantaggio significativo. Avanzando con attenzione attraverso una sequenza di posture, gli anziani possono aumentare progressivamente la loro flessibilità, il che semplificherà i compiti quotidiani e ridurrà il rischio di infortuni. Una migliore postura è il risultato di una maggiore flessibilità ed è fondamentale per preservare la stabilità e l'equilibrio, soprattutto negli anziani.

Le sessioni di Chair Yoga possono utilizzare gesti fluidi in diversi modi. Le sequenze eseguite in modo fluido e continuo possono includere allungamenti lievi, torsioni e curve. La respirazione e il movimento possono essere coordinati, evidenziando l'importanza della respirazione consapevole nel facilitare il flusso naturale di energia del corpo.

La pratica frequente dello yoga sulla sedia con movimenti fluidi può portare a notevoli miglioramenti di energia, flessibilità e circolazione. Questi metodi forniscono agli anziani di età superiore ai 70 anni un modo sicuro e conveniente per mantenere la propria salute generale e rimanere attivi. Gli anziani che includono movimenti fluidi nella loro routine quotidiana possono sentirsi più energici e benestanti, il che consente loro di godersi appieno la vita.

CAPITOLO 6: TECNICHE DI RESPIRAZIONE E MINDFULNESS

Importanza Della Respirazione Nello Yoga

La respirazione è una componente essenziale dello yoga, spesso definita come la connessione tra il corpo e la mente. L'importanza della respirazione nello yoga sulla sedia, in particolare per gli anziani di età superiore ai 70 anni che desiderano ridurre il peso, non può essere sottovalutata. I metodi di respirazione corretti non solo migliorano l'efficienza degli allenamenti, ma hanno anche un impatto importante sulla salute e sul benessere generale.

1. Migliorare le prestazioni fisiche

Uno dei principali vantaggi della respirazione regolare nello yoga è il miglioramento delle prestazioni fisiche. Nello yoga sulla sedia, dove i movimenti sono moderati e regolati, la sincronizzazione del respiro con il movimento garantisce che ogni posizione venga eseguita in modo efficiente e con il minimo sforzo. Respirare profondamente e regolarmente aiuta a ossigenare i muscoli, rendendoli più flessibili e meno soggetti a danni. Ciò è particolarmente importante per gli anziani, i cui muscoli e articolazioni potrebbero già essere indeboliti dall'età o dall'inattività.

Ad esempio, respirare profondamente mentre alzi le braccia sopra la testa ed espirare mentre ruoti il corpo aiuta a coordinare i movimenti, rendendoli più fluidi e fluidi. Questa coordinazione migliora l'equilibrio e la stabilità, che sono fondamentali per ridurre al minimo le cadute e preservare la mobilità nelle persone anziane.

2. Promuovere il rilassamento e ridurre lo stress

Nello yoga, il controllo del respiro, noto anche come pranayama, è essenziale per il rilassamento e la riduzione dello stress. La respirazione profonda e diaframmatica attiva il sistema nervoso parasimpatico, che controlla il riposo del corpo e la risposta della digestione. Ciò serve a controbilanciare gli effetti del sistema nervoso simpatico, che è responsabile della reazione di lotta o fuga che accompagna lo stress.

Incorporare tecniche di respirazione profonda con lo yoga sulla sedia può ridurre drasticamente la tensione. La gestione dello stress è fondamentale per la salute generale degli anziani poiché lo stress prolungato può causare una serie di difficoltà come ipertensione, compromissione della funzione immunologica e aumento di peso. Le pratiche di Chair Yoga possono includere tecniche come la respirazione lenta e profonda o la respirazione a narici alternate per aiutare gli anziani a rilassarsi, ridurre l'ansia e migliorare la chiarezza mentale.

3. Aiutare la perdita di peso

I metodi di respirazione possono anche aiutarti a perdere peso, che è un obiettivo essenziale per molti anziani che praticano lo yoga sulla sedia. Quando il corpo è stressato produce cortisolo, un ormone che favorisce l'accumulo di grasso, in particolare intorno alla pancia. La respirazione profonda abbassa i livelli di cortisolo, riducendo così la possibilità di aumento di peso.

Inoltre, l'ossigeno svolge un ruolo importante nel processo metabolico. Una respirazione efficiente migliora l'assunzione di ossigeno, che migliora il metabolismo. Ciò implica che il corpo brucia le calorie in modo più efficiente, anche a riposo. Per gli anziani, questo può avere un grande impatto sui loro sforzi per perdere peso. Incorporare tecniche di respirazione che aumentano il flusso di ossigeno può quindi integrare le caratteristiche fisiche dello yoga sulla sedia, con conseguente controllo del peso più efficace.

4. Migliorare la salute cardiovascolare

Le corrette pratiche di respirazione possono apportare grandi benefici alla salute cardiovascolare. La respirazione profonda e regolare migliora la circolazione aumentando i livelli di ossigeno nel sangue e favorendo l'eliminazione dell'anidride carbonica. Questo aiuta a migliorare la funzione cardiaca e a ridurre la pressione sanguigna.

Gli anziani devono mantenere una buona salute cardiovascolare. Molte persone anziane hanno problemi come ipertensione o malattie cardiache, che possono essere aggravati da pratiche respiratorie inadeguate. Le pratiche di Chair Yoga con esercizi di respirazione possono aiutare a gestire queste malattie aumentando la salute del cuore e diminuendo il rischio di eventi cardiovascolari.

5. Migliorare la concentrazione e la chiarezza mentale

Il controllo del respiro è importante anche per migliorare la concentrazione e la lucidità mentale. Concentrarsi sul respiro può aiutare gli anziani a essere presenti e coscienti quando fanno yoga sulla sedia. Questa consapevolezza non solo migliora la qualità della pratica ma si estende anche alla vita quotidiana, aumentando la salute mentale generale.

La respirazione consapevole aiuta a rilassare la mente, ridurre al minimo le chiacchiere mentali e aumentare l'attenzione. Ciò può essere particolarmente vantaggioso per gli anziani che soffrono di declino cognitivo o problemi di memoria. Possono aumentare la loro capacità di attenzione e le funzioni cognitive concentrandosi sulla respirazione, con conseguente maggiore salute mentale e qualità della vita.

6. Sostenere la salute respiratoria

Mantenere la salute respiratoria è particolarmente importante per gli anziani. La broncopneumopatia cronica ostruttiva (BPCO) e l'asma sono due condizioni che possono avere un impatto importante sulla qualità della vita. Gli esercizi di respirazione nello yoga sulla sedia possono aiutare a rafforzare i muscoli respiratori, aumentare la capacità polmonare e migliorare la salute respiratoria generale.

La respirazione del ventre e la respirazione a labbra increspate sono due tecniche che possono aiutare gli anziani a migliorare la capacità polmonare e l'efficienza del sistema respiratorio. Ciò non solo migliora l'ossigenazione del corpo, ma aiuta anche a gestire i problemi respiratori, rendendo le attività quotidiane più facili e confortevoli.

7. Facilitare la guarigione emotiva

Una respirazione profonda e attenta può aiutare nel recupero emotivo. Le emozioni sono spesso associate ai nostri schemi respiratori; per esempio, possiamo respirare superficialmente quando siamo preoccupati o sospirare profondamente quando siamo rilassati. Gli anziani possono migliorare le proprie capacità di gestione emotiva gestendo la respirazione.

Gli esercizi di respirazione possono aiutare ad alleviare lo stress e aumentare la sensazione di serenità e benessere. Questo equilibrio emotivo è particolarmente cruciale per gli anziani che soffrono di dolore, solitudine o altri problemi emotivi. Lo yoga sulla sedia con respirazione concentrata può creare un ambiente sicuro per il rilascio emotivo e la guarigione.

8. Stabilire una connessione mente-corpo

L'uso del respiro nello yoga favorisce una forte connessione mente-corpo. Questo collegamento è il nucleo dello yoga, poiché combina movimento fisico, attenzione mentale e respiro per produrre una pratica equilibrata. Per gli anziani, questa connessione mente-corpo può essere molto vantaggiosa, poiché consente loro di sentirsi più in sintonia con il proprio corpo e legati alla sensazione generale di benessere.

Nello yoga della sedia, questa connessione può essere favorita attraverso tecniche di respirazione consapevole che enfatizzano la consapevolezza del corpo e del respiro. Ciò non solo migliora i vantaggi fisici della pratica, ma approfondisce anche le esperienze mentali ed emotive, trasformando lo yoga in una pratica olistica che supporta l'intera persona.

Per riassumere, non è possibile sottolineare l'importanza del respiro sulla sedia yoga, in particolare per gli anziani sopra i 70 anni che desiderano ridurre il peso. Metodi di respirazione adeguati sono essenziali per la pratica, poiché migliorano le prestazioni fisiche e promuovono il rilassamento, aiutando anche nella riduzione del peso e nella salute cardiovascolare. Migliorano la chiarezza mentale, promuovono la salute respiratoria, aiutano nel recupero emotivo e favoriscono una forte connessione mente-corpo. Gli anziani possono ottenere numerosi vantaggi dall'adozione della respirazione consapevole nelle sessioni di Chair Yoga, tra cui un miglioramento della salute generale e del benessere.

Esercizi Di Respirazione Di Base Per Lo Yoga Sulla Sedia

Gli esercizi di respirazione, o pranayama, sono una componente fondamentale della pratica dello yoga, in particolare dello yoga sulla sedia. Aiutano a regolare la respirazione, aumentare la capacità polmonare, ridurre lo stress e migliorare il benessere generale. Ecco alcune semplici tecniche di respirazione che sono molto utili per gli anziani che praticano lo yoga sulla sedia.

1. Respirazione diaframmatica (respirazione del ventre)

La respirazione diaframmatica, a volte chiamata respirazione del ventre, è un metodo semplice ma efficace per la respirazione profonda e il rilassamento.

Passaggi:

i. Siediti comodamente su una sedia, i piedi appoggiati sul pavimento, le mani sulle ginocchia.
ii. Chiudi gli occhi per un secondo e rilassa le spalle e la mascella.
iii. Metti una mano sul petto e l'altra sull'addome.
iv. Inspira profondamente attraverso il naso, lasciando che lo stomaco si espanda mentre riempi i polmoni d'aria. Il tuo petto dovrebbe essere ragionevolmente immobile.

v. Espira delicatamente attraverso le labbra, permettendo all'addome di scendere mentre rilasci il respiro.

vi. Ripeti questo movimento per 5-10 minuti, concentrandoti sul sollevamento e l'abbassamento dell'addome.

Benefici:

➤ Abbassa la tensione e l'ansia.

➤ Migliora la funzione polmonare e l'ossigenazione.

➤ Promuove il rilassamento e la chiarezza mentale.

2. Respirazione equa (Sama Vritti)

La respirazione uguale consiste nell'inspirare ed espirare per lo stesso periodo di tempo. Questa pratica favorisce un respiro regolato e costante.

Passaggi:

i. Sedersi comodamente, con la colonna vertebrale dritta e i piedi appoggiati sul pavimento.

ii. Chiudi gli occhi e fai qualche respiro profondo per rilassarti.

iii. Inspira attraverso il naso quattro volte.

iv. Espira attraverso il naso contando fino a quattro.

v.   Continua questo schema per alcuni minuti, aumentando gradualmente il conteggio quando ti senti a tuo agio (ad esempio, fino a cinque o sei).

Benefici:

> ➢ Riequilibra il sistema nervoso.
> ➢ Abbassa la tensione e promuove la serenità.
> ➢ Migliora l'attenzione e la concentrazione.

3. Respirazione con le labbra increspate

La respirazione a labbra increspate migliora la funzione polmonare e riduce la mancanza di respiro.

Passaggi:

i.   Sedersi comodamente, con la schiena dritta, i piedi appoggiati sul pavimento.

ii.   Inspira delicatamente attraverso il naso contando fino a due.

iii.   Stringi le labbra come se volessi spegnere una candela.

iv.   Espira lentamente e delicatamente attraverso le labbra increspate contando fino a quattro.

v.   Ripeti per alcuni minuti, mantenendo un ritmo confortevole e costante.

Benefici:

> ➤ Aumenta l'efficienza respiratoria.
> ➤ Aiuta a controllare la mancanza di respiro.
> ➤ Aumenta i livelli di ossigeno nel sangue.

4. Respirazione a narici alternate (Nadi Shodhana)

La respirazione a narici alternate è un metodo di equilibrio che può aiutare a rilassare la mente e a migliorare la salute generale.

Passaggi:

i. Sedersi comodamente, con la colonna vertebrale dritta e i piedi appoggiati sul pavimento.
ii. Chiudi gli occhi e fai diversi respiri profondi.
iii. Usa il pollice destro per chiudere la narice destra.
iv. Inspira delicatamente attraverso la narice sinistra contando fino a quattro.
v. Chiudi la narice sinistra con l'anulare destro, quindi apri la narice destra.
vi. Espira delicatamente attraverso la narice destra contando fino a quattro.
vii. Inspira attraverso la narice destra quattro volte.
viii. Chiudi la narice destra con il pollice destro, quindi apri quella sinistra.
ix. Espira delicatamente attraverso la narice sinistra contando fino a quattro.

x. Ripeti questo schema alternato per molti minuti.

Benefici:

> ➤ Equilibra gli emisferi del cervello.
> ➤ Abbassa la tensione e l'ansia.
> ➤ Migliora la chiarezza mentale e l'attenzione.

5. Respiro dell'Oceano (Ujjayi Pranayama)

Il respiro dell'oceano, noto anche come Ujjayi pranayama, è la pratica di produrre con il proprio respiro un suono morbido e udibile che ricorda le onde dell'oceano. Questo approccio aiuta a rilassare la mente e a concentrare l'attenzione.

Passaggi:

i. Sedersi comodamente, con la colonna vertebrale dritta e i piedi appoggiati sul pavimento.

ii. Chiudi gli occhi e fai diversi respiri profondi.

iii. Inspira delicatamente attraverso il naso, stringendo leggermente la parte posteriore della gola per produrre un suono gentile e sussurrante.

iv. Espira delicatamente attraverso le narici mantenendo la stessa tensione e lo stesso suono.

v. Mantieni questo ritmo respiratorio per alcuni minuti, concentrandoti sul suono del tuo respiro.

Benefici:

> ➢ Rilassa la mente e allevia la tensione.
> ➢ Aumenta la concentrazione e l'attenzione.
> ➢ Migliora la funzione respiratoria.

Incorporare queste semplici tecniche di respirazione nella pratica dello yoga sulla sedia migliorerà notevolmente i suoi vantaggi. Che tu voglia ridurre lo stress, migliorare la funzione polmonare o semplicemente migliorare il tuo benessere generale, queste tecniche offrono una buona base per una pratica sana e ponderata. Come per qualsiasi allenamento, è fondamentale ascoltare il tuo corpo e lavorare alla velocità giusta per te. Con la pratica, il tuo respiro diventerà probabilmente più profondo e più regolato, risultando in un'esperienza yoga più equilibrata e piacevole.

Integrare La Consapevolezza Nello Yoga Della Sedia

Incorporare la consapevolezza nello yoga della sedia migliora il benessere fisico, mentale ed emotivo dei praticanti, in particolare tra gli anziani. La consapevolezza, che ha origine in tecniche antiche come la meditazione e lo yoga, si concentra sullo sviluppo della consapevolezza e dell'accettazione del momento presente. Se utilizzato per presiedere lo yoga, rende la pratica più completa, favorendo il rilassamento, riducendo lo stress e migliorando la qualità generale della vita.

La consapevolezza nello yoga da sedia implica prestare attenzione a sensazioni, pensieri ed emozioni senza giudizio durante l'esecuzione di posizioni yoga ed esercizi di respirazione. Questo esercizio consente agli anziani di essere completamente presenti nel proprio corpo, determinando una connessione più forte tra mente e corpo. I praticanti possono aumentare la propria consapevolezza e il senso di pace interiore concentrandosi sulle sensazioni del movimento e del respiro.

I benefici della consapevolezza nello Yoga della sedia

➢ **Riduzione dello stress:** Pratiche di consapevolezza come la respirazione profonda e la consapevolezza del corpo possono aiutare gli anziani a rilassarsi e distendersi. Ciò abbassa i livelli di cortisolo e crea una sensazione di calma, utile per trattare i sintomi legati allo stress come ansia e insonnia.

➢ **Messa a fuoco e concentrazione migliorate:** Sebbene gli anziani abbiano spesso problemi cognitivi, le tecniche di consapevolezza nello yoga sulla sedia possono migliorare la chiarezza mentale e la concentrazione. I praticanti che educano la propria mente ad essere presente durante le posizioni yoga potrebbero aumentare la loro capacità di concentrarsi sui lavori e sulle attività quotidiane.

➢ **Benessere emotivo:** La consapevolezza promuove l'accettazione dei propri pensieri e sentimenti senza giudizio. Questa accettazione promuove la resilienza emotiva e consente agli anziani di gestire meglio sentimenti difficili come la solitudine o la frustrazione.

➢ **Consapevolezza fisica migliorata:** Lo yoga sulla sedia combinato con la consapevolezza aumenta la consapevolezza delle sensazioni fisiche e dell'allineamento. Questa maggiore consapevolezza riduce la possibilità di infortuni e consente agli anziani di modificare le posizioni in base alla loro comodità e capacità.

Tecniche per integrare la consapevolezza

- ➢ **Consapevolezza del respiro:** Incoraggia gli anziani a concentrarsi sulla sensazione del respiro mentre inspirano ed espirano nelle posizioni yoga sulla sedia. Questo approccio semplice rilassa la mente e focalizza l'attenzione sul momento attuale.

- ➢ **Scansione del corpo:** Guida i praticanti attraverso una meditazione di scansione del corpo in cui si concentrano metodicamente su diverse regioni del loro corpo. Questo approccio migliora il rilassamento e aumenta la consapevolezza del corpo.

- ➢ **Movimento consapevole:** Concentrati su movimenti calmi e deliberati durante le routine di yoga sulla sedia. Incoraggia gli anziani a prestare attenzione a come si sente il loro corpo durante ogni attività, il che creerà una connessione più forte tra corpo e mente.

- ➢ **Mangiare Consapevole:** Condividi tecniche di consapevolezza che vanno oltre il tappetino da yoga, come il consumo consapevole. Ciò implica prestare molta attenzione all'esperienza sensoriale del mangiare, che può migliorare la digestione e incoraggiare migliori abitudini alimentari.

Incorporando la consapevolezza nello yoga della sedia, la pratica diventa uno strumento straordinario per gli anziani

per creare calma, resilienza e benessere. La consapevolezza
migliora i vantaggi fisici, mentali ed emotivi dello yoga sulla
sedia incoraggiando la consapevolezza e l'accettazione del
momento presente, rendendolo una pratica importante per gli
anziani che cercano di migliorare la loro intera qualità di
vita.

CAPITOLO 7: SOSTENERE IL PROGRESSO E IL PROLUNGATO RISULTATO

L'importanza Di Tenere D'occhio I Progressi E Celebrare I Successi

Una parte vitale di qualsiasi programma di fitness, in particolare di Chair Yoga per gli anziani over 70 che desiderano perdere peso, è tenere traccia dei progressi e celebrare le vittorie. Queste routine forniscono un feedback utile sull'efficacia dei propri sforzi e funzionano come potenti incentivi per mantenere e sviluppare comportamenti sani.

Monitoraggio dello sviluppo:

È necessario registrare diversi aspetti della pratica dello yoga sulla sedia e del percorso di perdita di peso per monitorare il successo. Ciò potrebbe registrare la quantità e la durata delle sessioni di yoga sulla sedia, monitorare il peso e le misurazioni del corpo e monitorare i miglioramenti nella salute generale, nella flessibilità e nella forza. *Ecco perché è così importante valutare i progressi:*

1. Il monitoraggio dei progressi favorisce un senso di responsabilità. È più probabile che le persone rimangano

in linea con i propri obiettivi e facciano uno sforzo ulteriore per continuare a migliorare quando vedono registrati i loro progressi.

2. Le persone che seguono il monitoraggio sono in grado di identificare meglio i modelli nel loro comportamento e nella loro crescita. Le persone potrebbero scoprire, ad esempio, che fare yoga sulla sedia aumenta la loro energia o che adottare pose particolari li aiuta a sentirsi più a proprio agio.

3. Il monitoraggio dell'avanzamento aiuta nella definizione di obiettivi realistici e raggiungibili. Le persone che rivedono regolarmente i propri risultati possono modificare i propri obiettivi in base a ciò che hanno realizzato finora e a ciò che desiderano ancora realizzare.

4. Osservare i cambiamenti nel corso del tempo può essere piuttosto stimolante. Che si tratti di una maggiore flessibilità, di una diminuzione del peso o di un aumento di fiducia e vigore, monitorare i progressi può aumentare la motivazione e incoraggiare la perseveranza.

5. Il monitoraggio dei progressi genera un ciclo di feedback che consente agli utenti di vedere immediatamente i risultati delle loro azioni. Saranno in grado di prendere decisioni migliori sulla pratica dello yoga sulla sedia e sulle scelte di stile di vita grazie a questo feedback.

Riconoscere il successo:

Riconoscere e apprezzare i risultati di qualsiasi dimensione è una parte cruciale della procedura di monitoraggio dei progressi. Rafforza i comportamenti positivi e riconosce lo sforzo e l'impegno profusi nello yoga sulla sedia e nella perdita di peso. *Ecco perché è fondamentale riconoscere e celebrare i risultati ottenuti:*

1. Riconoscere i successi fornisce un rinforzo positivo, essenziale per mantenere la fiducia e la motivazione. Incoraggia le persone ad andare avanti riconoscendo gli sforzi e i progressi compiuti.

2. Anche i piccoli successi possono aumentare l'autostima. Dimostrano che lo sviluppo è possibile e che con impegno e perseveranza le persone possono raggiungere i propri obiettivi.

3. Riconoscere i successi contribuisce a mantenere lo slancio. È più probabile che le persone continuino i propri sforzi quando sono coinvolte ed entusiaste dei risultati ottenuti.

4. Onorare i risultati promuove l'ottimismo. Infonde ottimismo e perseveranza spostando l'attenzione dai presunti fallimenti o battute d'arresto alla crescita e alla realizzazione.

5. Condividere i risultati con gli altri può far parte della celebrazione dei trionfi. Le persone si sostengono e si incoraggiano a vicenda per andare avanti, il che incoraggia un senso di cameratismo.

In sintesi, un programma di Chair Yoga di successo per gli anziani sopra i 70 anni che desiderano ridurre il peso deve monitorare i propri progressi e riconoscere i propri risultati. Aiutano i clienti a rispettare i propri obiettivi e ad avere un atteggiamento positivo durante tutto il loro percorso di salute offrendo feedback, motivazione e supporto cruciali.

Suggerimenti Per Adattare Gli Esercizi Man Mano Che Gli Anziani Avanzano Nel Loro Percorso Di Fitness

Man mano che gli anziani progrediscono nel loro percorso di fitness, le routine devono essere modificate per mantenere la motivazione, prevenire i periodi di stallo e garantire uno sviluppo continuo in termini di salute e benessere. Quando praticano lo yoga sulla sedia per perdere peso, gli anziani sopra i 70 anni possono trarre vantaggio da un approccio graduale che sfida il loro corpo senza sovraccaricarli o causare danni.

1. **Valutare i progressi:** Controlla regolarmente i progressi dell'anziano, notando eventuali cambiamenti nella perdita di peso, nella salute generale, nella flessibilità, nella forza o nell'equilibrio. Misure, autovalutazione o consigli di un operatore sanitario possono aiutare a raggiungere questo obiettivo.

2. **Intensità crescente:** Aumenta gradualmente l'intensità dei movimenti man mano che gli anziani si abituano alla routine dello yoga sulla sedia. Ciò potrebbe comportare il mantenimento di una postura per periodi di tempo prolungati, l'esecuzione di più ripetizioni o l'inclusione di variazioni impegnative della posa.

3. **Aggiunta di varianti:** Per mantenere la pratica interessante e difficile, incorpora nuove posture o

variazioni. Gli anziani possono trarre beneficio da esercizi che comportano torsioni, piegamenti laterali e sfide di equilibrio per migliorare la loro forza e flessibilità.

4. **Aggiunta di oggetti di scena:** Per aggiungere resistenza e allungamenti più profondi, utilizza blocchi da yoga, cinghie o fasce di resistenza. Potrebbero anche aiutare gli anziani a ricoprire posizioni impegnative a causa di problemi di forza o flessibilità.

5. **Concentrarsi su obiettivi specifici:** Personalizza la routine di yoga sulla sedia per raggiungere determinati obiettivi, come migliorare la flessibilità in aree chiave, rafforzare particolari gruppi muscolari o migliorare l'equilibrio. Le persone anziane potrebbero trovare più facile vedere progressi continui in aree che sono significative per loro utilizzando questo approccio personalizzato.

6. **Ascoltare il tuo corpo:** Gli anziani dovrebbero essere incoraggiati ad ascoltare il proprio corpo e a modificare le proprie pratiche in base a ciò che osservano. Se una certa posizione li infastidisce, dovrebbero adattarla o evitarla. Sottolineare che lo sviluppo personale è essenziale e che paragonarsi agli altri è controproducente è fondamentale.

7. **Cerco orientamento professionale:** Gli anziani che hanno problemi di salute specifici o problemi di mobilità possono trovare utile parlare con un istruttore di yoga qualificato o un professionista medico. Oltre ad assicurarsi che gli anziani esercitino in sicurezza, potrebbero offrire consulenza personalizzata.

8. **Bilanciare riposo e attività:** Man mano che gli anziani invecchiano, potrebbero diventare più motivati e ispirati a fare sessioni di Chair Yoga più frequentemente o per periodi più lunghi. Sebbene sia importante spingersi oltre, è anche importante concedersi il tempo sufficiente per rilassarsi e recuperare per evitare di esagerare.

9. **Celebrare i risultati:** Riconoscere e valorizzare i risultati ottenuti nel percorso dell'anziano. Riconoscere i tuoi progressi, che si tratti di raggiungere un obiettivo di perdita di peso, padroneggiare una posa impegnativa o semplicemente sentirti più energico, può mantenerti ispirato e sulla rotta.

10. **Apprendimento permanente e adattamento:** Aiutare gli anziani a considerare la loro ricerca del fitness come un processo educativo continuo. Il corpo delle persone può cambiare man mano che invecchia, quindi potrebbe essere necessario modificare di conseguenza il loro regime di esercizi. Mantenere uno stile di vita attivo e sano richiederà flessibilità e capacità di cambiare con i tempi.

Se gli anziani di età superiore ai 70 anni seguono queste linee guida e modificano la pratica dello yoga sulla sedia secondo necessità, possono migliorare la loro salute e il loro benessere generale, avanzare nella loro ricerca di fitness e ottenere i benefici della pratica regolare dello yoga.

CAPITOLO 8: CONSIGLI NUTRIENTI PER VALORIZZARE IL TUO LAVORO

Per perdere peso non basta andare in palestra; dipende anche da cosa mangi. Una corretta alimentazione è fondamentale per raggiungere e mantenere un peso sano. Con così tante informazioni disponibili, potrebbe essere difficile sapere cosa sia veramente vantaggioso. Ho creato un elenco di 35 linee guida dietetiche complete che sono sia scientificamente solide che pratiche per aiutarti a perdere peso.

1. *Mangia una varietà di pasti per assicurarti di assumere nutrienti adeguati.*
2. *Consumare abbastanza frutta e verdura per fornire un adeguato apporto di vitamine, minerali e fibre.*
3. *Scegli i cereali integrali rispetto a quelli trasformati per aggiungere fibre e minerali.*
4. *Seleziona proteine magre come pollo, pesce, fagioli e lenticchie.*
5. *Limitare la quantità di grassi saturi e trans negli alimenti trasformati e fritti.*
6. *Consumare con moderazione grassi sani come olio d'oliva, avocado e mandorle.*
7. *Bevi molta acqua durante il giorno per rimanere idratato e soddisfare l'appetito.*
8. *Sostituisci le bevande zuccherate con acqua, tisane o acqua infusa.*

9. *Fare attenzione alle dimensioni delle porzioni per evitare di mangiare troppo.*

10. *Per tenere sotto controllo le dimensioni delle porzioni, mangia con consapevolezza e goditi i tuoi pasti.*

11. *Pianifica i tuoi pasti e spuntini in anticipo per evitare scelte non salutari.*

12. *Tieni a portata di mano spuntini salutari come frutta, verdura e noci nel caso in cui la fame colpisca.*

13. *Per ridurre le calorie, evitare di mangiare troppo tardi la sera.*

14. *Cucina quanti più pasti possibile a casa per avere un maggiore controllo sul contenuto e sulle dimensioni delle quantità.*

15. *Per ridurre il consumo di sodio, condire i piatti con erbe e spezie anziché con sale.*

16. *Evita i pasti trasformati e confezionati che sono ricchi di grassi, carboidrati e sale malsani.*

17. *Diffidare degli zuccheri nascosti nelle salse, nei condimenti e nelle bevande.*

18. *Includi alimenti ricchi di proteine in ogni pasto per aiutarti a mantenere la massa muscolare riducendo il peso.*

19. *Fai colazione ogni giorno per aumentare il tuo metabolismo ed evitare di mangiare troppo nel corso della giornata.*

20. *Limita il consumo di alcol, poiché può aggiungere calorie inutili e rovinare gli sforzi di perdita di peso.*

21. *Per ridurre l'assunzione di grassi saturi, utilizzare latticini a basso contenuto di grassi o senza grassi.*

22. *Fai attenzione alle calorie liquide contenute in bevande come caffè, bibite gassate e succhi di frutta.*

23. *Leggi le etichette degli alimenti per valutare il valore nutrizionale degli alimenti confezionati.*

24. *Punta a una dieta ben bilanciata che includa carboidrati, proteine e grassi sani.*

25. *Sperimenta ricette e ingredienti diversi per rendere i pasti interessanti e divertenti.*

26. *Pratica un'alimentazione consapevole notando i segnali di fame e sazietà.*

27. *Tieni un diario alimentare per tenere traccia delle tue abitudini alimentari e identificare modelli o fattori scatenanti dell'eccesso di cibo.*

28. *Sii creativo nella pianificazione dei pasti per incorporare una varietà di sapori e consistenze.*

29. *Per rimanere sazio più a lungo, consuma cibi ricchi di fibre come cereali integrali, frutta e verdura.*

30. *Utilizzare piatti e utensili più piccoli per controllare le dimensioni delle porzioni.*

31. *Invece di friggere, cuocere al forno, grigliare o cuocere a fuoco lento per ridurre il grasso in eccesso.*

32. *Evita il cibo emotivo e cerca modi alternativi per affrontare lo stress o la noia.*

33. *Scegli snack ricchi di nutrienti come yogurt, noci o frutta intera rispetto agli snack a calorie vuote.*

34. Fai attenzione alle dimensioni delle porzioni mentre mangi fuori, poiché i piatti del ristorante sono spesso più grandi del necessario.

35. Consuma più proteine vegetali, come fagioli, lenticchie e tofu.

Riassumendo, il raggiungimento e il mantenimento di un peso sano richiede una serie di fattori, tra cui la nutrizione gioca un ruolo importante. Queste linee guida nutrizionali per la riduzione del peso gettano le basi per cambiamenti dietetici efficaci e a lungo termine. Inoltre, capisco che le esigenze dietetiche di ognuno variano e ciò che funziona per una persona potrebbe non funzionare per un'altra. Trovare un piano alimentare sano e sostenibile adatto alle tue attività e al tuo stile di vita è fondamentale. La consultazione con un operatore sanitario o un dietista registrato può fornire consigli specialistici e garantire che le scelte alimentari siano coerenti con i propri obiettivi di riduzione del peso e con la salute generale.

Alimenti Che Promuovono La Perdita Di Peso

Molte persone desiderano raggiungere e mantenere un peso sano e mangiare i pasti corretti può aiutarli a raggiungere questo obiettivo. Incorporare pasti dimagranti non solo aiuta nella gestione del peso, ma migliora anche la salute e il benessere generale. Comprendere quali alimenti sono utili per la riduzione del peso può aiutare le persone a fare scelte dietetiche consapevoli che supportino i loro obiettivi.

Gli alimenti utili alla riduzione del peso hanno solitamente molte caratteristiche essenziali:

> **Basso contenuto di calorie:** Questi alimenti forniscono una quantità elevata di nutrienti rispetto al loro livello calorico, consentendo alle persone di mangiarne quantità maggiori senza superare i limiti calorici.

> **Alto contenuto di fibre:** I pasti ricchi di fibre aumentano la sazietà e aiutano a regolare la fame ritardando la digestione e incoraggiando la sensazione di sazietà. Questo può aiutarti a evitare di mangiare troppo e a controllare il tuo peso.

> **Ricco di proteine:** Le proteine sono necessarie per mantenere la massa muscolare, che è fondamentale

per un metabolismo sano. Includere cibi ricchi di proteine nei pasti e negli spuntini può aumentare il senso di sazietà e ridurre al minimo l'appetito.

➢ **Basso contenuto di zuccheri aggiunti:** Gli alimenti a basso contenuto di zuccheri aiutano a bilanciare i livelli di zucchero nel sangue e riducono al minimo i picchi e i crolli energetici, che possono portare a un eccesso di cibo e ad un aumento di peso.

➢ **Denso di nutrienti:** Questi alimenti forniscono una vasta gamma di vitamine, minerali e antiossidanti che promuovono la salute generale e aiutano nella perdita di peso. Gli alimenti ricchi di nutrienti vengono spesso leggermente lavorati, preservando i loro nutrienti intrinseci.

Alimenti efficaci per dimagrire

➢ **Verdure:** Le verdure non amidacee, tra cui verdure a foglia verde, broccoli, cavolfiori, peperoni e cetrioli, sono a basso contenuto di calorie ma ricche di fibre. Possono essere consumati in grandi quantità e contengono le vitamine e i minerali necessari.

➢ **Frutta:** I frutti interi come fragole, mele, arance e pere sono ricchi di fibre e antiossidanti. Soddisfano naturalmente il desiderio di dolci fornendo allo stesso tempo nutrienti essenziali per aiutarti a perdere peso.

➢ **Proteine magre:** Le fonti di proteine magre includono pollame (come petto di pollo e tacchino), manzo o maiale magro, pesce (come salmone e trota), tofu, tempeh, legumi (come fagioli e lenticchie) e latticini a basso contenuto di grassi. Le proteine preservano la massa muscolare e migliorano la sazietà.

➢ **Cereali integrali:** Farina d'avena, quinoa, riso integrale e prodotti integrali (pane e pasta) sono ricchi di fibre e carboidrati complessi. Danno energia prolungata e aggiungono un senso di completezza.

➢ **Noci e semi:** Nonostante il loro alto contenuto calorico, la frutta secca (mandorle, noci e pistacchi) e i semi (semi di chia e semi di lino) sono ricchi di grassi sani, proteine e fibre. Possono essere assunti con moderazione come parte di una dieta sana per favorire la perdita di peso.

➢ **Grassi sani:** Avocado, olio d'oliva e pesce grasso (come salmone e sgombro) contengono importanti acidi grassi e aiutano con la sazietà. Dovrebbero essere assunti con moderazione a causa del loro alto contenuto calorico.

➤ **Legumi:** Fagioli, lenticchie, ceci e altri legumi contengono alti livelli di proteine e fibre di origine vegetale. Sono a basso contenuto di grassi e calorie, il che li rende opzioni soddisfacenti e nutrienti per i programmi di perdita di peso.

➤ **Yogurt greco:** Lo yogurt greco ha più proteine e meno zuccheri rispetto allo yogurt convenzionale. Può essere uno spuntino soddisfacente o un'alternativa alla colazione che aiuta a perdere peso.

Per riassumere, scegliere pasti ricchi di nutrienti che inducono sazietà, bilanciano i livelli di zucchero nel sangue e offrono nutrienti vitali aiuta nella riduzione del peso. Gli individui che incorporano un mix di frutta, verdura, carni magre, cereali integrali e grassi sani nei loro pasti e spuntini quotidiani possono ottenere una perdita di peso a lungo termine preservando la salute e il benessere generale. La consulenza di un esperto sanitario o di un dietista registrato può fornire consulenza specializzata e assistenza nella costruzione di un piano alimentare su misura per raggiungere obiettivi specifici di riduzione del peso.

Sette (7) Piatti Semplici E Nutrienti Per Uno Stile Di Vita Sano

---

Ricette, Ingredienti E Istruzioni

1. Insalata di quinoa con ceci e verdure

Ingredienti:

- 1 tazza di quinoa sciacquata e 1 di ceci scolabili e sciacquati.
- Taglia a dadini un cetriolo e un peperone.
- Una tazza di pomodorini, tagliati a metà
- 1/4 tazza di cipolla rossa tritata finemente.
- 1/4 tazza di prezzemolo fresco, tritato

Per il condimento:

- Usa 1/4 di tazza di olio d'oliva e 2 cucchiaini di succo di limone.
- 1 spicchio d'aglio, tritato
- Aggiungere sale e pepe a piacere.

Istruzioni:

i. Cuocere la quinoa secondo le indicazioni sulla confezione. Lasciarlo raffreddare.

ii. In una grande ciotola, mescolare la quinoa cotta, i ceci, il cetriolo, il peperone, i pomodorini, la cipolla rossa e il prezzemolo.

iii. In una piccola ciotola, unire l'olio d'oliva, il succo di limone, l'aglio tritato, sale e pepe.

iv. Versare il condimento sull'insalata e mescolare delicatamente per amalgamare.

v. Servire freddo o a temperatura ambiente. Godere!

2. Salmone al forno e asparagi

Ingredienti:

- 4 filetti di salmone e 1 mazzetto di asparagi mondati.
- 2 cucchiai di olio d'oliva e 2 spicchi d'aglio tritati.
- Affettare sottilmente un limone. Condite con sale e pepe a piacere.
- Facoltativo: guarnire con aneto fresco.

Istruzioni:

i. Preriscaldare il forno a 200° C (400° F).

ii. Disporre i filetti di salmone su una teglia foderata con carta da forno. Disporre gli asparagi attorno al pesce.

iii. Condire con olio d'oliva il pesce e gli asparagi. Distribuire uniformemente l'aglio tritato sui filetti di salmone. Condire con sale e pepe.

iv.   Disporre le fette di limone sopra ogni filetto di salmone.

v.   Cuocere per 12-15 minuti, o fino a quando il salmone sarà ben cotto e facilmente sfaldabile con una forchetta.

vi.   Guarnire con aneto fresco, se si preferisce. Servire caldo.

3. Yogurt greco perfetto

Ingredienti:

- 1 tazza di yogurt greco, semplice o aromatizzato
- 1/2 tazza di muesli
- mezza tazza di frutti di bosco misti (fragole, mirtilli, lamponi)
- Un cucchiaio di miele (facoltativo).

Istruzioni:

i.   In un bicchiere o un piatto da portata, unisci lo yogurt greco, il muesli e i frutti di bosco.

ii.   Continuare a stratificare fino ad esaurimento degli ingredienti, terminando con uno strato di frutti di bosco misti sopra.

iii.   Facoltativo: cospargere il miele sopra.

iv.   Servite subito e assaporate questo semifreddo salutare e delizioso.

4. Tofu saltato in padella con verdure

Ingredienti:

➢ 1 blocco di tofu sodo scolato e tagliato a dadini 1 tazza di cimette di broccoli 1 peperone a fette 1 carota tagliata a julienne 2 cucchiaini di salsa di soia

➢ 1 cucchiaio di olio di sesamo e 1 spicchio d'aglio tritato.

➢ Un cucchiaino di zenzero grattugiato.

➢ Aggiungere sale e pepe a piacere.

Istruzioni:

i. Scaldare l'olio di sesamo in una padella larga o nel wok a fuoco medio.

ii. Soffriggere l'aglio tritato e lo zenzero grattugiato finché non diventano aromatici.

iii. Metti i cubetti di tofu nella padella e scaldali finché non saranno leggermente dorati su tutti i lati.

iv. Metti le cimette di broccoli, le fette di peperone e la carota tagliata a julienne nella padella. Fate soffriggere per 3-4 minuti, fino a quando le verdure saranno morbide e croccanti.

v. Mescolare la salsa di soia, sale e pepe. Cuocere per altri 1-2 minuti.

vi. Togliere dal fuoco e servire subito. Godetevi questo piatto gustoso e ricco di proteine!

5. Insalata di pollo alla griglia con avocado

Ingredienti:

- ➤ Due petti di pollo disossati e senza pelle.
- ➤ Un avocado, tagliato a dadini
- ➤ Insalata mista (lattuga, spinaci e rucola).
- ➤ Pomodorini ciliegini tagliati a metà
- ➤ Cetriolo affettato
- ➤ Cipolla rossa e olio d'oliva tritati finemente.
- ➤ Aceto balsamico Aggiungere sale e pepe a piacere.

Istruzioni:

i. Condire i petti di pollo con sale e pepe. Grigliare o scottare in padella fino a completa cottura, circa 6-7 minuti per lato. Lasciare raffreddare leggermente prima di tagliare a listarelle.

ii. In una grande ciotola, unisci l'insalata mista, i pomodorini, il cetriolo, la cipolla rossa e l'avocado a cubetti.

iii. Concludere con un filo d'olio d'oliva e aceto balsamico. Mescolare delicatamente fino a quando combinato.

iv. Disporre i pezzi di pollo grigliato sopra l'insalata.

v. Servire immediatamente. Goditi questa deliziosa insalata di pollo alla griglia ricca di proteine!

6. Tagliatelle di zucchine con pesto e pomodorini

Ingredienti:

- 2-3 zucchine medie 1 tazza di pomodorini, tagliati a metà 1/4 tazza di pesto (fatto o acquistato in negozio)
- Parmigiano grattugiato (facoltativo per guarnire).
- Foglie di basilico fresco tritate (per guarnire)
- Olio d'oliva
- Aggiungere sale e pepe a piacere.

Istruzioni:

i. Usa uno spiralizzatore o un pelapatate per preparare gli spaghetti di zucchine.

ii. Scaldare l'olio d'oliva in una padella larga a fuoco medio. Unisci le tagliatelle di zucchine ai pomodorini. Fate rosolare per 3-4 minuti, finché le tagliatelle di zucchine saranno morbide.

iii. Aggiungere il pesto e cuocere a fuoco lento per altri 1-2 minuti o fino a quando saranno ben cotti.

iv. Aggiungere sale e pepe a piacere.

v. Togliere dal fuoco e dividere nei piatti da portata.

vi. Completare con parmigiano grattugiato (se utilizzato) e foglie di basilico fresco tritate.

vii. Servire immediatamente. Godetevi questo piatto leggero e gustoso a base di noodle alle zucchine!

7. Ciotola per frullato ai frutti di bosco

Ingredienti:

- ➤ 1 tazza di frutti di bosco misti (fragole, mirtilli, lamponi) e 1 banana matura a fette.
- ➤ 1/2 tazza di yogurt greco, semplice o aromatizzato
- ➤ 1/4 tazza di latte di mandorle (o altro latte a scelta)
- ➤ Un cucchiaio di semi di chia
- ➤ Un cucchiaio di miele o sciroppo d'acero (facoltativo per dolcezza)
- ➤ Granola o noci come condimento.
- ➤ Foglie di menta fresca per guarnire.

Istruzioni:

i. In un frullatore, unisci frutti di bosco, banane a fette, yogurt greco, latte di mandorle, semi di chia e miele o sciroppo d'acero (opzionale). Frullare fino a che liscio.

ii. Aggiungi il frullato di frutti di bosco in una ciotola.

iii. Cospargere con muesli o noci per una maggiore croccantezza.

iv. Decorare con foglioline di menta fresca.

v. Servi immediatamente e goditi questo frullato ai frutti di bosco ricco di nutrienti!

Questi pasti non sono solo semplici da preparare ma sono anche ricchi di nutrienti che promuovono uno stile di vita sano. Per un'esperienza più personalizzata, adatta gli ingredienti alle tue preferenze di gusto e alle tue esigenze dietetiche.

CAPITOLO 9: STORIE DI SUCCESSO E TESTIMONIAL

Lo yoga sulla sedia è diventato una pratica trasformativa per molti cittadini anziani, fornendo una tecnica delicata ma efficace per migliorare la salute fisica, la chiarezza mentale e il benessere generale. Anziani provenienti da ambienti diversi hanno sperimentato enormi vantaggi grazie a movimenti semplici e alla respirazione consapevole che hanno migliorato la loro qualità di vita.

Il viaggio di Alice verso il rinnovamento della mobilità

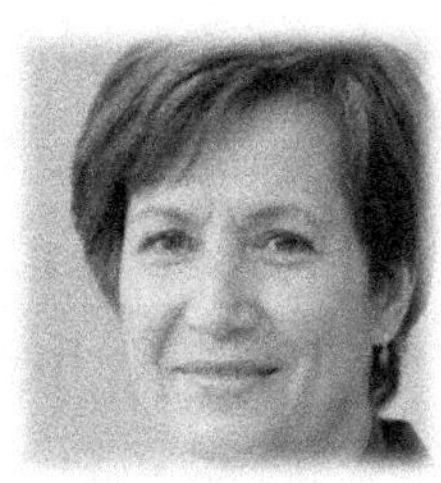

All'età di 75 anni, le ginocchia e le anche di Alice iniziarono progressivamente a restringersi a causa dell'artrite. Compiti semplici come andare alla cassetta della posta o fare giardinaggio sono diventati spiacevoli e difficili. Alice, frustrata dalla sua mobilità limitata, aveva paura di tentare lo yoga per paura di esacerbare il suo disagio articolare. Un'amica l'ha incoraggiata a frequentare la sua prima lezione di yoga sulla sedia, cosa che ha fatto con esitazione.

Inizialmente diffidente, Alice rimase sorpresa da quanto fossero delicati e accomodanti i movimenti. L'istruttore ha guidato la classe attraverso una serie di allungamenti da seduti e posture modificate, sottolineando il corretto allineamento e la consapevolezza del respiro. La flessibilità e la mobilità articolare di Alice sono migliorate significativamente dopo solo poche settimane di esercizio quotidiano. Gli esercizi di stretching miti hanno contribuito ad alleviare la rigidità e l'ambiente amichevole della classe ha aumentato la sua sicurezza.

"Lo yoga sulla sedia è stato un punto di svolta per me", ha sorriso Alice. "Mi sento più agile di quanto non mi sentissi da anni. Anche il mio medico ha notato un cambiamento nella mia mobilità durante il mio recente controllo!"

Il viaggio di Robert verso la pace interiore

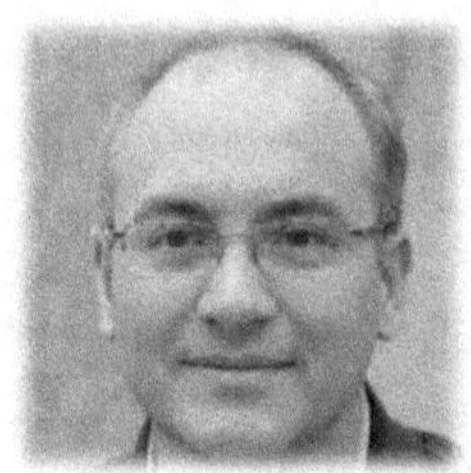

Per Robert, un veterano affetto da disturbo da stress post-traumatico (PTSD), trovare la tranquillità sembrava un sogno impossibile. La continua ansia e ipervigilanza danneggiano la sua salute mentale, incidendo sul suo sonno e sulla qualità generale della vita. Dopo aver letto degli effetti rilassanti dello yoga sulla sedia, Robert ha deciso di provarlo come un modo completo per gestire i suoi problemi.

Le prime sessioni furono difficili perché Robert lottò per calmare la mente e rilassare il corpo. Con pazienza e le gentili istruzioni del suo istruttore, alla fine ha imparato a connettersi con il respiro e a rilasciare la tensione attraverso i movimenti delicati dello yoga sulla sedia. Nel corso del tempo, Robert ha osservato una notevole diminuzione della sua ansia e un aumento della sua capacità di gestire i fattori scatenanti dello stress.

"Lo yoga sulla sedia mi ha dato un senso di controllo sul mio corpo e sulla mia mente", mi ha detto Robert. "Non si tratta semplicemente di posture fisiche; si tratta di raggiungere la calma interiore. "Oggi mi sento più radicato e centrato.

Il viaggio di Evelyn verso la connessione sociale

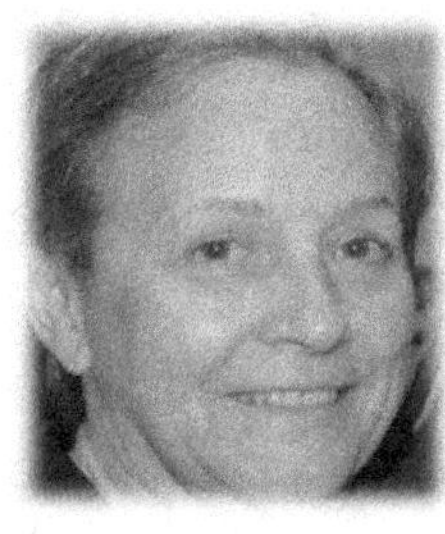

La solitudine è un problema diffuso tra gli anziani, soprattutto dopo la morte di una persona cara o il pensionamento. Evelyn, ottantadue anni, si è sentita sola quando suo marito è morto. Le mancava la loro amicizia e faticava a rimanere impegnata e coinvolta. Evelyn ha deciso di riscoprire la sua passione per la vita iscrivendosi a lezioni di Chair Yoga in un vicino centro per anziani.

Al di là dei benefici fisici, Evelyn ha scoperto un senso di appartenenza e di compagnia tra i suoi studenti. L'esperienza comune di praticare yoga insieme ha favorito il cameratismo e il sostegno. L'umorismo e il sostegno che ha ricevuto durante le sessioni hanno sollevato il suo morale e le hanno dato motivo di attendere con ansia ogni lezione.

"Lo yoga sulla sedia non solo mi ha aiutato a rimanere attivo, ma mi ha anche fatto conoscere nuove persone", ha ringraziato Evelyn. "Celebriamo i successi degli altri e ci scambiamo le esperienze della nostra vita. È come avere una seconda famiglia".

Il viaggio di Maria verso il sollievo dal dolore

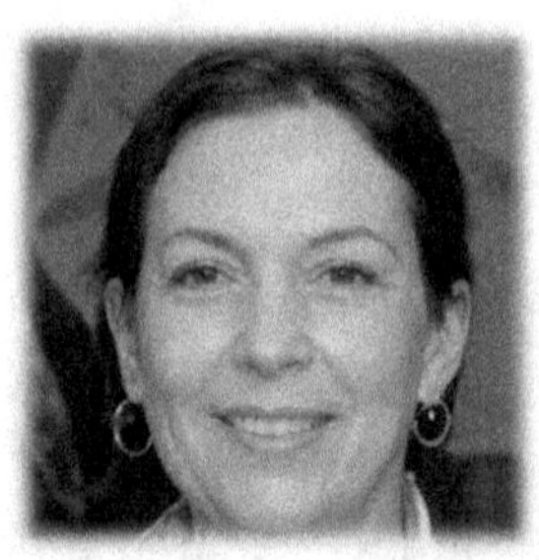

Maria, a settantanove anni, soffriva di un forte fastidio alla schiena causato da una malattia degenerativa del disco. Le attività quotidiane come chinarsi per allacciarsi le scarpe e trascinare la spesa erano spiacevoli. Maria era frustrata dai vincoli imposti dalla sua salute, quindi ha cercato terapie alternative e ha scoperto lo yoga sulla sedia in una vicina struttura benessere.

A Maria sono state insegnate posizioni yoga modificate che miravano ai muscoli della schiena e allungavano delicatamente la colonna vertebrale da un istruttore qualificato. Inizialmente esitante, rimase stupita da come i movimenti moderati le dessero sollievo nel tempo dal suo disagio. La pratica regolare non solo ha alleviato il suo disagio, ma ha anche aiutato la sua postura e i muscoli centrali.

"Lo yoga sulla sedia è stato un vero toccasana per me", ha detto Maria con sollievo. "Non ho più bisogno di tanti antidolorifici e posso svolgere le attività più elementari senza sentirmi a disagio. Mi ha restituito la mia indipendenza."

Il viaggio di James verso un migliore equilibrio

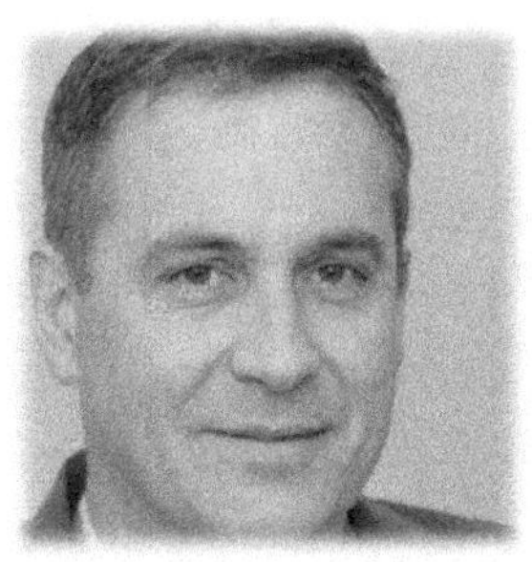

James, 64 anni, era preoccupato per il suo equilibrio dopo alcune cadute sfiorate in casa. Temendo di perdere la mobilità e la libertà, cercò strategie per rafforzare la sua stabilità evitando danni. Dopo aver visitato una fiera della salute di quartiere, James ha scoperto lo yoga sulla sedia e i suoi benefici per gli anziani, in particolare in termini di equilibrio e coordinazione.

James ha incluso lo yoga sulla sedia nel suo programma settimanale, concentrandosi su posizioni che mettono alla prova il suo equilibrio e danno supporto. Nel corso del tempo, notò un aumento sostanziale della sua capacità di mantenere l'equilibrio e la stabilità durante i movimenti ordinari. L'esercizio ha anche aumentato la sua sicurezza, permettendogli di navigare nel suo ambiente con facilità e con meno paura.

"Lo yoga sulla sedia mi ha dato gli strumenti per rimanere fermo sui miei piedi", ha detto James, sorridendo. "Mi sento più sicuro girovagando per il mio quartiere e completando le faccende domestiche di routine. Per me è stato un punto di svolta."

Il viaggio di Sophie verso la chiarezza mentale

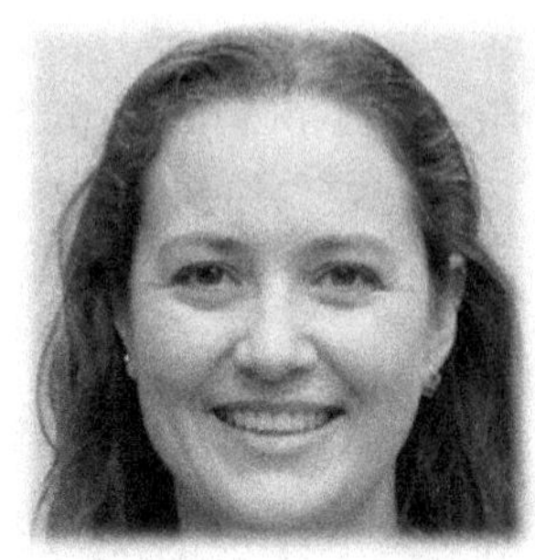

Sophie, un'insegnante in pensione di 56 anni, soffriva di declino cognitivo e problemi di memoria. Preoccupata per la sua acutezza mentale, ha cercato strategie per stimolare il suo cervello e aumentare la funzione cognitiva. Sophie, incuriosita dal collegamento mente-corpo dello yoga, si è iscritta a una sessione di yoga sulla sedia presso il suo centro per anziani locale.

La lucidità mentale e l'attenzione di Sophie sono migliorate quando ha combinato movimenti fisici modesti con tecniche di respirazione consapevole. L'attività l'ha aiutata a ridurre al minimo lo stress e ad aumentare la sua concentrazione.

Sophie ha trovato rifugio nell'atmosfera rilassante delle lezioni di yoga, che le ha dato una gradita pausa dalle difficoltà dell'invecchiamento.

"Lo yoga sulla sedia è stato un santuario per la mia mente", Sophie ha espresso gratitudine. "Mi sento più sveglio e presente dopo ogni sessione. È come fare un buon esercizio per la testa mentre mi prendo cura del mio corpo."

Alice, Robert, Evelyn, Maria, James e Sophie le storie dimostrano i molti modi in cui lo yoga sulla sedia ha migliorato la vita degli anziani. Che si tratti di aumentare la mobilità, trovare la pace interiore o creare relazioni sociali, lo yoga sulla sedia fornisce un approccio completo al benessere che va oltre l'esercizio fisico. Gli anziani possono sperimentare notevoli miglioramenti che migliorano la loro qualità complessiva della vita impegnandosi in attività delicate, respirazione consapevole e supporto sociale.

Man mano che sempre più anziani scoprono i vantaggi dello yoga sulla sedia, esso rimane una luce di speranza e di guarigione, consentendo loro di invecchiare con grazia, forza, resilienza e gioia.

CONCLUSIONE

In chiusura *Sedia Yoga Bibbia per anziani over 70,* è fondamentale considerare l'avventura che abbiamo intrapreso insieme. In questo libro abbiamo esaminato il potenziale di trasformazione dello yoga sulla sedia, che è progettato in particolare per soddisfare le esigenze degli anziani che cercano di migliorare la propria salute e ridurre il peso attraverso pratiche semplici ed efficaci.

Lo yoga sulla sedia è una via d'accesso alla forma fisica e al benessere generale, sviluppato specificatamente per le persone anziane. Abbiamo trattato i fondamenti dello yoga sulla sedia, dalla sua storia e concetti fino a questioni pratiche come la selezione dell'attrezzatura corretta e la fornitura di un ambiente di pratica sicuro. Ogni capitolo è progettato per responsabilizzare gli anziani, comprese istruzioni passo passo per posture di base e intermedie, tecniche di respirazione e attività di consapevolezza.

Una delle intuizioni più importanti di questo viaggio è l'adattabilità dello yoga sulla sedia nell'affrontare le condizioni di salute comuni degli anziani. Lo yoga sulla sedia offre rimedi modesti ma efficaci per il disagio articolare, l'aumento della circolazione e il miglioramento dell'equilibrio e della mobilità. Gli anziani che includono lo yoga sulla sedia nella loro routine regolare riportano non solo vantaggi fisici ma anche una maggiore chiarezza mentale e resilienza emotiva.

La combinazione di Chair Yoga e idee dietetiche è stata centrale nella nostra ricerca. Abbiamo sottolineato la necessità di abitudini alimentari equilibrate che promuovano la riduzione del peso e la salute generale. Dalle opzioni alimentari salutari ai consigli pratici sulla pianificazione dei pasti, questo libro promuove un approccio olistico alla salute che unisce attività consapevole e alimentazione consapevole.

In queste pagine abbiamo condiviso storie di successo stimolanti e testimonianze di anziani che hanno provato lo yoga sulla sedia e ne hanno apprezzato i benefici. Le loro esperienze dimostrano il potere di trasformazione di una pratica regolare di Chair Yoga, dimostrando come la dedizione e la determinazione possano portare a notevoli miglioramenti nella qualità della vita.

Mentre concludiamo, ti incoraggio, indipendentemente dal tuo attuale livello di forma fisica o dalla tua esperienza di yoga, ad abbracciare le idee e le pratiche contenute in questo libro. Lo yoga sulla sedia è più di un semplice tipo di esercizio fisico; è anche un viaggio di scoperta personale e di empowerment. Che tu voglia perdere peso, migliorare la tua flessibilità o semplicemente goderti un po' di tranquillità e relax ogni giorno, lo yoga sulla sedia può aiutarti ad arrivarci.

Ricorda che il percorso verso una salute e un benessere migliori è ancora in corso. Mentre continui la tua pratica oltre queste pagine, sii interessato, devoto e, soprattutto, ascolta il tuo corpo. Festeggia ogni piccolo risultato e credi nel processo. Con lo yoga sulla sedia come tuo amico, possa ogni respiro e movimento portarti nuovo vigore, forza e gioia.

Grazie per avermi accompagnato nel mio viaggio attraverso la Bibbia dello yoga sulla sedia per gli anziani sopra i 70 anni. Possa la tua strada da seguire essere benedetta dalla salute, dal piacere e dai vantaggi a lungo termine dello yoga sulla sedia.

SEZIONE BONUS

TRACKER YOGA DA SEDIA DA 30 GIORNI

Monitorando i tuoi progressi nel tempo, un tracker per lo yoga sulla sedia può aiutarti a rimanere motivato e nei tempi previsti nella tua pratica.

Puoi valutare i tuoi progressi e riconoscere i tuoi risultati tenendo traccia dei tuoi progressi. Ciò può supportare la tua motivazione a praticare anche di fronte alle difficoltà. Puoi utilizzare un tracker per individuare le tue aree di debolezza in modo da poterti concentrare su di esse durante la pratica.

L'utilizzo di un tracker per lo yoga sulla sedia è un metodo eccellente per massimizzare la tua pratica e raggiungere i tuoi obiettivi di fitness.

Puoi selezionare uno o più suggerimenti giornalieri da monitorare in base ai tuoi obiettivi e preferenze. Ad esempio, potresti concentrarti sull'acquisizione di nuove pose se lo yoga sulla sedia è nuovo per te. Man mano che acquisisci più esperienza, potresti voler spingerti oltre provando nuove routine o mantenendo le pose per periodi più lunghi.

I seguenti consigli ti aiuteranno a utilizzare il tracker:

➢ Decidi quanti giorni alla settimana vuoi dedicare allo yoga sulla sedia e stabilisci un obiettivo ragionevole.

➢ Decidi un momento della giornata in cui ti eserciterai di più.

➢ Individua una zona tranquilla e priva di interruzioni.

➢ Presta attenzione al tuo corpo ed evita di sforzarti troppo.

➢ Divertiti ed esercita la pazienza.

Riconoscere ogni suggerimento:

➢ **Posa del giorno:** Ogni giorno, scegli una sola posa su cui concentrarti. Potrebbe trattarsi di una posa in cui desideri perfezionare la tua forma o di una nuova posa che stai imparando.

➢ **Esercizio del giorno:** Ogni giorno, prova un nuovo esercizio di Chair Yoga. Sfrutta le attività contenute in questo libro.

➢ **Sfida del giorno:** Spingiti in qualche modo, ad esempio rimanendo in posa più a lungo o facendo più ripetizioni di un esercizio.

➢ **Sensazione del giorno:** Prendi nota dei tuoi sentimenti prima, durante e dopo la pratica. Quali sentimenti emergono? Quali sensazioni corporee stai vivendo?

I suggerimenti possono anche essere utilizzati per creare sfide originali per te stesso. La cosa più importante è divertirsi ed essere creativi quando si pratica. Sfrutta al massimo lo yoga sulla sedia perché è un modo fantastico per migliorare il tuo benessere mentale e fisico.

▶ **Start date:**_______________   ▶ **End date:**_______________

Personal 30-Day Chair Yoga Tracker

1. Today's Pose	2. Today's Exercise	3. Today's Challenge	4. Today's Feeling
5. Today's Pose	6. Today's Exercise	7. Today's Challenge	8. Today's Feeling
9. Today's Pose	10. Today's Exercise	11. Today's Challenge	12. Today's Feeling
13. Today's Pose	14. Today's Exercise	15. Today's Challenge	16. Today's Feeling
17. Today's Pose	18. Today's Exercise	19. Today's Challenge	20. Today's Feeling
21. Today's Pose	22. Today's Exercise	23. Today's Challenge	24. Today's Feeling
25. Today's Pose	26. Today's Exercise	27. Today's Challenge	28. Today's Feeling
29. Today's Pose	30. Today's Exercise	**WORDS OF AFFIRMATIONS TO MY NEW SELF**	

▶▶ **Start date:**____________   ▶▶ **End date:**____________

1. Today's Pose	2. Today's Exercise	3. Today's Challenge	4. Today's Feeling
5. Today's Pose	6. Today's Exercise	7. Today's Challenge	8. Today's Feeling
9. Today's Pose	10. Today's Exercise	11. Today's Challenge	12. Today's Feeling
13. Today's Pose	14. Today's Exercise	15. Today's Challenge	16. Today's Feeling
17. Today's Pose	18. Today's Exercise	19. Today's Challenge	20. Today's Feeling
21. Today's Pose	22. Today's Exercise	23. Today's Challenge	24. Today's Feeling
25. Today's Pose	26. Today's Exercise	27. Today's Challenge	28. Today's Feeling
29. Today's Pose	30. Today's Exercise	**WORDS OF AFFIRMATIONS TO MY NEW SELF**	

▶ **Start date:**_______________ ▶ **End date:**_______________

1. Today's Pose	2. Today's Exercise	3. Today's Challenge	4. Today's Feeling
5. Today's Pose	6. Today's Exercise	7. Today's Challenge	8. Today's Feeling
9. Today's Pose	10. Today's Exercise	11. Today's Challenge	12. Today's Feeling
13. Today's Pose	14. Today's Exercise	15. Today's Challenge	16. Today's Feeling
17. Today's Pose	18. Today's Exercise	19. Today's Challenge	20. Today's Feeling
21. Today's Pose	22. Today's Exercise	23. Today's Challenge	24. Today's Feeling
25. Today's Pose	26. Today's Exercise	27. Today's Challenge	28. Today's Feeling
29. Today's Pose	30. Today's Exercise	**WORDS OF AFFIRMATIONS TO MY NEW SELF**	

▶ **Start date:**________________ ▶ **End date:**________________

1. Today's Pose	2. Today's Exercise	3. Today's Challenge	4. Today's Feeling
5. Today's Pose	6. Today's Exercise	7. Today's Challenge	8. Today's Feeling
9. Today's Pose	10. Today's Exercise	11. Today's Challenge	12. Today's Feeling
13. Today's Pose	14. Today's Exercise	15. Today's Challenge	16. Today's Feeling
17. Today's Pose	18. Today's Exercise	19. Today's Challenge	20. Today's Feeling
21. Today's Pose	22. Today's Exercise	23. Today's Challenge	24. Today's Feeling
25. Today's Pose	26. Today's Exercise	27. Today's Challenge	28. Today's Feeling
29. Today's Pose	30. Today's Exercise	**WORDS OF AFFIRMATIONS TO MY NEW SELF**	

▶ **Start date:**________________   ▶ **End date:**________________

1. Today's Pose	2. Today's Exercise	3. Today's Challenge	4. Today's Feeling
5. Today's Pose	6. Today's Exercise	7. Today's Challenge	8. Today's Feeling
9. Today's Pose	10. Today's Exercise	11. Today's Challenge	12. Today's Feeling
13. Today's Pose	14. Today's Exercise	15. Today's Challenge	16. Today's Feeling
17. Today's Pose	18. Today's Exercise	19. Today's Challenge	20. Today's Feeling
21. Today's Pose	22. Today's Exercise	23. Today's Challenge	24. Today's Feeling
25. Today's Pose	26. Today's Exercise	27. Today's Challenge	28. Today's Feeling
29. Today's Pose	30. Today's Exercise	**WORDS OF AFFIRMATIONS TO MY NEW SELF**	

▶ **Start date:**_______________   ▶ **End date:**_______________

1. Today's Pose	2. Today's Exercise	3. Today's Challenge	4. Today's Feeling
5. Today's Pose	6. Today's Exercise	7. Today's Challenge	8. Today's Feeling
9. Today's Pose	10. Today's Exercise	11. Today's Challenge	12. Today's Feeling
13. Today's Pose	14. Today's Exercise	15. Today's Challenge	16. Today's Feeling
17. Today's Pose	18. Today's Exercise	19. Today's Challenge	20. Today's Feeling
21. Today's Pose	22. Today's Exercise	23. Today's Challenge	24. Today's Feeling
25. Today's Pose	26. Today's Exercise	27. Today's Challenge	28. Today's Feeling
29. Today's Pose	30. Today's Exercise	**WORDS OF AFFIRMATIONS TO MY NEW SELF**	

▶ Start date:_______________   **▶ End date:**_______________

1. Today's Pose	2. Today's Exercise	3. Today's Challenge	4. Today's Feeling
5. Today's Pose	6. Today's Exercise	7. Today's Challenge	8. Today's Feeling
9. Today's Pose	10. Today's Exercise	11. Today's Challenge	12. Today's Feeling
13. Today's Pose	14. Today's Exercise	15. Today's Challenge	16. Today's Feeling
17. Today's Pose	18. Today's Exercise	19. Today's Challenge	20. Today's Feeling
21. Today's Pose	22. Today's Exercise	23. Today's Challenge	24. Today's Feeling
25. Today's Pose	26. Today's Exercise	27. Today's Challenge	28. Today's Feeling
29. Today's Pose	30. Today's Exercise	**WORDS OF AFFIRMATIONS TO MY NEW SELF**	

▶ **Start date:**_______________   ▶ **End date:**_______________

1. Today's Pose	2. Today's Exercise	3. Today's Challenge	4. Today's Feeling
5. Today's Pose	6. Today's Exercise	7. Today's Challenge	8. Today's Feeling
9. Today's Pose	10. Today's Exercise	11. Today's Challenge	12. Today's Feeling
13. Today's Pose	14. Today's Exercise	15. Today's Challenge	16. Today's Feeling
17. Today's Pose	18. Today's Exercise	19. Today's Challenge	20. Today's Feeling
21. Today's Pose	22. Today's Exercise	23. Today's Challenge	24. Today's Feeling
25. Today's Pose	26. Today's Exercise	27. Today's Challenge	28. Today's Feeling
29. Today's Pose	30. Today's Exercise	WORDS OF AFFIRMATIONS TO MY NEW SELF	

▶ **Start date:**________________   ▶ **End date:**________________

1. Today's Pose	2. Today's Exercise	3. Today's Challenge	4. Today's Feeling
5. Today's Pose	6. Today's Exercise	7. Today's Challenge	8. Today's Feeling
9. Today's Pose	10. Today's Exercise	11. Today's Challenge	12. Today's Feeling
13. Today's Pose	14. Today's Exercise	15. Today's Challenge	16. Today's Feeling
17. Today's Pose	18. Today's Exercise	19. Today's Challenge	20. Today's Feeling
21. Today's Pose	22. Today's Exercise	23. Today's Challenge	24. Today's Feeling
25. Today's Pose	26. Today's Exercise	27. Today's Challenge	28. Today's Feeling
29. Today's Pose	30. Today's Exercise	**WORDS OF AFFIRMATIONS TO MY NEW SELF**	

▶ **Start date:**______________   ▶ **End date:**____________

1. Today's Pose	2. Today's Exercise	3. Today's Challenge	4. Today's Feeling
5. Today's Pose	6. Today's Exercise	7. Today's Challenge	8. Today's Feeling
9. Today's Pose	10. Today's Exercise	11. Today's Challenge	12. Today's Feeling
13. Today's Pose	14. Today's Exercise	15. Today's Challenge	16. Today's Feeling
17. Today's Pose	18. Today's Exercise	19. Today's Challenge	20. Today's Feeling
21. Today's Pose	22. Today's Exercise	23. Today's Challenge	24. Today's Feeling
25. Today's Pose	26. Today's Exercise	27. Today's Challenge	28. Today's Feeling
29. Today's Pose	30. Today's Exercise	**WORDS OF AFFIRMATIONS TO MY NEW SELF**	

www.ingramcontent.com/pod-product-compliance
Lightning Source LLC
Chambersburg PA
CBHW070832250726
48662CB00003B/1181